Copyright © 2022 Andrea Strunz

Alle Rechte vorbehalten

Nachdruck und Vervielfältigung, auch auszugsweise, nur mit ausdrücklicher Genehmigung der Autorin

Kopien nur für den Unterricht in der Pflege/Medizin und nur mit Quellenangabe erlaubt

Szenario-Technik in der Pflege

Ein Übungsbuch für den Fremdsprachenunterricht

von

Andrea Strunz

Danksagung

An dieser Stelle möchte ich mich bei all den Leuten bedanken, ohne die dieses Buch nicht möglich gewesen wäre.

Zuerst natürlich bei Herrn Dominik Gläsner, der mich auf die Idee für dieses Buch gebracht hat.

Selbstverständlich geht wie immer auch ein großes Dankeschön für das Design an Hope Kouri, mit der ich jederzeit gerne zusammenarbeite.

Einen Dank auch an all meine Korrekturleser, ohne euch ginge es nicht, hierbei sei vor allem meine geschätzte Kollegin Christiane Bößel genannt.

Ein Dankeschön an meine Schüler, von denen ich auch immer noch etwas lernen kann und last but not least an all die Leute in meinem Leben, die mich motivieren und mir den Rücken freihalten bzw. mir ein Ohr leihen, wenn ich eins brauche, ohne euch wäre keines meiner Bücher geschrieben worden.

Inhaltsverzeichnis

Vorwort	9
Zum Buch	10
Die Autorin	14
Szenarios	**15**
Körperpflege / Geschlechtssensible Pflege	16
Hygiene	29
Übergabe	35
Sturz	40
Fixierung	51
Notfälle	62
Feste und Feiern	72
Kultursensible Pflege	88

Urlaub und Vertretung	100
Krankmeldung und Verabschiedungen	111
Bewerbung und Kündigung	122
Lernzielkatalog	**132**
Andere Bücher von Andrea Strunz	138

Vorwort

Da ich selbst Dozentin in einem Berufskurs Deutsch für Pflege war und mich das Thema von Haus aus interessiert, ist mir natürlich aufgefallen, dass man seinen Schülern natürlich den Wortschatz beibringen kann. Auch die Grammatik lässt sich irgendwie lernen. Viele meiner Schüler hatten auch schon eine Ausbildung im Bereich der Pflege und zum Teil viele Jahre Berufserfahrung in ihren Heimatländern. Etwas, was aber immer schwierig war, ist das alles unter einen Hut zu bekommen und im Ernstfall schnell anwenden zu können. Wenn dann noch kulturelle Unterschiede hineinspielten, dann war der Ofen oft ganz aus. Es ging einfach nicht.

Die Pflege ist nun mal ein sehr sensibler Ort, an dem viele Nuancen eine Rolle spielen. Man muss nicht nur auf den pflegerischen Hintergrund achten, sondern darf auch den menschlichen Hintergrund nicht vernachlässigen, weder den der Pflegekraft, noch den des Patienten. Diese ganzen Faktoren zusammenzufassen, wird leider nie gelingen. Ich hoffe aber, Ihnen mit diesem Buch zumindest einige Ideen und Übungen geben zu können, damit Sie als Pflegekräfte besser auf Ihren Berufsalltag in Deutschland vorbereitet sind und damit Sie als Dozent Ihren Schülern etwas an die Hand geben können und dass dies Ihre Unterrichtsplanung erleichtert.

Zum Buch

Dieses Buch richtet sich in erster Linie an Dozenten und Teilnehmer des Berufssprachkurses Deutsch für die Pflege. Es ist aber auch für deutsche Pflegekräfte, die sich noch in der Ausbildung befinden einsetzbar, bzw. lässt sich auch für das Selbststudium verwenden. Hierbei darf man natürlich die Hinweise auf die Grammatik vernachlässigen.

Da es sich um ein Übungsbuch handelt, das dazu auffordern soll, Gespräche und schriftliche Abläufe im Pflegealltag zu üben, ist das Buch relativ flexibel aufgebaut. Sie haben als Dozent also verschiedene Möglichkeiten es zu benutzen.

Zum einen können Sie nach Themen suchen, die Sie gerade im Unterricht behandeln, und diese punktgenau üben lassen.

Zum anderen können Sie aber auch gezielt nach Grammatikanwendungen suchen. Letzteres eignet sich vor allem bei Schülern, die zwar in der Thematik und vielleicht auch dem Wortschatz schon relativ gefestigt sind, da sie schon eine abgeschlossene Ausbildung haben und vielleicht auch schon in dem Beruf tätig sind, allerdings immer noch über einzelne Strukturen stolpern. Bei jedem Szenario sind Grammatikthemen angegeben, die sich hier gut ausprobieren lassen.

Wenn Ihnen das noch nicht reicht, können Sie dieses Buch auch benutzen, um Ihren Unterricht nach dem Lernzielkatalog für Berufssprachkurse des BAMFs zu planen. Die Handlungslernfelder und Groblernziele sind hinten im Buch noch einmal aufgelistet.

Für mehr Informationen laden Sie sich bitte das Original auf der Seite des Bundesamtes für Migration und Flüchtlinge herunter, dort ist es kostenlos erhältlich.

Was ist ein Szenario und wie benutzt man es?

Ich möchte hier nicht mit Ihnen über Definitionen und Begrifflichkeiten streiten, wenn Sie das genauer interessiert, gibt es im Internet einiges an Material dazu. Lassen Sie es mich ganz vereinfacht darstellen.

Ein Szenario nennt man mehrere aneinandergereihte Situationen/Schritte, die man üben soll. Einer der bekanntesten dieser Schritte ist das Rollenspiel, dass man in jedem DaF/DaZ-Buch findet. Es gibt aber auch noch andere.

Sehen wir uns ein **Beispiel für ein Szenario** genauer an:

Situation:

Sie arbeiten in einem Büro eines Versandhauses.

Schritt 1: Das Telefon klingelt. Ein Kunde gibt Ihnen telefonisch eine Bestellung durch, machen Sie sich Notizen dazu.

Schritt 2: Sie schreiben dem Kunden eine Bestätigungsmail zu seiner Bestellung. Benutzen Sie dazu die Notizen von Schritt 1.

Schritt 3: Sagen Sie Ihrem Kollegen im Lager, dass eine neue Bestellung hereingekommen ist und er diese bitte möglichst schnell bearbeiten soll.

Im ersten Schritt wird ein höfliches Telefongespräch geübt, bei dem man gleichzeitig Notizen in Stichpunkten machen soll. Man übt also Sprechen und Schreiben. Danach kommt ein rein schriftlicher Teil, in dem man eine höfliche E-Mail schreiben muss. Als Vorlage dafür dienen die gemachten Notizen des ersten Schrittes. Abschließend wird noch ein kollegiales Gespräch geübt, bei dem man berufsrelevante Themen, hier die Bestellung und die Anordnung, weitergibt.

Diese drei Schritte, das Szenario, sind nun Ihr Grundgerüst, an dem Sie selbst Veränderungen vornehmen können.

Sie könnten jetzt zum Beispiel verschiedene Grammatikthemen einbauen, immer gern genommen sind Aufforderungen/Befehle. Je nach dem Deutschlevel der Schüler können einfache Imperativformen, wie: Mach (bitte) die Bestellung fertig!, Modalverben: Kannst du bitte die Bestellung fertigmachen? bis hin zum Konjunktiv II: Könntest du bitte die Bestellung heute noch fertigmachen? geübt werden. Ihrer Fantasie sind hier keine Grenzen gesetzt.

Wenn Sie etwas mehr Abwechslung haben möchten, verändern Sie das Verhalten der einzelnen Personen. Einmal lassen Sie den Kunden freundlich und problemlos sein, ein andermal ist er schlecht gelaunt und hat bereits schlechte Erfahrungen mit Ihrer Firma gemacht. Oder der Kollege war schon auf dem Sprung nach Hause und hat eigentlich keine Lust mehr, die Bestellung zu bearbeiten, Sie brauchen diese aber möglichst heute noch.

Die einzelnen Schritte müssen nicht direkt hintereinander durchgeführt werden, dies dauert manchmal einfach zu lange. Aber Sie könnten z.B. den ersten Schritt im Unterricht durchführen und Schritt 2 als Hausaufgabe geben. Der dritte Schritt kann notfalls weggelassen oder am nächsten Tag geübt werden. Sie sehen also, Sie sind sehr flexibel und ich gebe Ihnen nur Ideen an die Hand.

Bei jedem Szenario bekommen Sie die jeweilige Situation, die Schritte und die Personen vorgegeben.

Die meisten Dozenten kopieren sich diese auf Karteikarten in verschiedenen Farben, z.B. die einzelnen Schritte auf große grüne und die Personen auf kleinere gelbe Karten. Nach ein paar Szenarien haben Sie so eine ganze Anzahl an Personen, die sie untereinander austauschen können.

Sie können auch Ihre Schüler bitten, anhand Ihrer Erfahrungen, Personen zu kreieren oder ganze Schritte eines Szenarios zu bauen. Wenn Sie kompliziertere Szenarios wollen, lassen Sie Ihre Teilnehmer Gruppen bilden und ein Szenario für eine andere Gruppe entwerfen, die diese dann ausführen muss.

Bitte nehmen Sie auch die Personenbezeichnungen nicht zu genau. In den meisten Fällen ist es egal, ob es sich um eine Patientin oder einen Patienten handelt, das Pflegepersonal wird meist nur mit Pflegefachkraft bezeichnet. Nur bei den geschlechtsspezifischen Themen sind die Geschlechter genau vorgegeben und sollten so übernommen werden, um einen Konflikt heraufzubeschwören.

Manche Szenarien verlangen Zusatzmaterialien, z.B. eine Pflegedokumentation oder einen Anamnesebogen. Da diese in jeder Einrichtung ein wenig anders aussehen, nehmen Sie bitte die Vorlagen, mit denen Sie üblicherweise arbeiten, z.B. aus einem der gängigen Lehrwerke oder bitten Sie bei einer Einrichtung mit der Sie zusammenarbeiten um eine Kopie. Notfalls lässt sich auch immer etwas im Internet finden, vergessen Sie dabei bitte das Copyright nicht.

Mit dieser hoffentlich nicht allzu konfusen Anleitung entlasse ich Sie in die Praxis und wünsche Ihnen viel Spaß und viel Erfolg mit diesem Buch und den Szenarien.

Andrea Strunz

Die Autorin

Andrea Strunz lebt in Bayern. Nach dem Studium der Sozialpädagogik mit den Schwerpunkten Migrationsarbeit und Erwachsenenbildung im Jahr 2005 arbeitete sie über sieben Jahre lang als Deutschlehrerin in Japan an diversen japanischen Sprachschulen. Sie gründete dort auch ihre eigene Onlineschule und unterrichtete in Japan um die 2000 Schüler, sowohl online, als auch face-to-face. Ansonsten unterrichtet sie vor allem Integrationskurse/Deutschförderkurse/Berufssprachkurse von A1 bis B2. Sie ist zertifizierte Prüferin für verschiedene Sprachniveaus und auch für die Kurse „Deutsch für Medizin", „Deutsch für Pflegekräfte" und die Berufssprachkurse des BAMFs lizenziert. Frau Strunz spricht mehrere Sprachen.

Szenarios

Körperpflege / Geschlechtssensible Pflege

Körperpflege: Szenario 1

Szenariotechnik

Situation: Altenheim

    Schritt 1: Waschvorgang neuem Bewohner erklären

    Schritt 2: Finden einer seltsamen Hautstelle, behutsames Ansprechen darauf

    Schritt 3: Dokumentation des Vorfalls

    Schritt 4: E-Mail an Pflegedienstleitung wegen weiteren Vorgehens

    Schritt 5: telefonisch: Pflegedienstleitung leitet genauere ärztliche Untersuchung ein

zusätzliche Materialien:

eventuell eine Pflegedokumentation

Rollen:

1 Pflegefachkraft

1 Patient

1 Pflegedienstleitung

1 Arzt

Personenkarten

Pflegekraft:

Ende 20, freundlich und geduldig. Sie versuchen sich immer Zeit für Patienten zu nehmen, sorgfältig.

Patient:

neuer Bewohner in einem Altenheim; hier wegen gebrochener Hüfte, alles ist noch neu, unsicher und etwas ängstlich; weiß nichts von einer komischen Hautstelle auf dem Rücken.

Pflegedienstleitung:

berufserfahren und kompetent, allerdings immer etwas im Stress.

Arzt:

Mitte 50, arbeitet schon lange mit der Einrichtung zusammen, kennt die Pflegedienstleitung, umgänglich.

Schritte

Schritt 1:

Ein neue/r Bewohner/in ist im Altenheim angekommen. Er/Sie wird zum ersten Mal gewaschen. Die Pflegekraft erklärt dem/r Patienten/in den Vorgang schrittweise und benutzt dabei Aneinanderreihungen.

Schritt 2:

Die Pflegekraft findet auf dem Rücken des/r Patienten/in eine seltsame Hautstelle (Verdacht auf Hautkrebs) und spricht den/die Patienten/in behutsam darauf an, will nicht beunruhigen. Der/die Patient/in hat davon keine Ahnung und reagiert ängstlich. Beruhigen Sie ihn/sie.

Schritt 3:

Die Pflegekraft schreibt die Pflegedokumentation über ihren Fund der Hautstelle am Rücken.

Schritt 4:

Die Pflegekraft leitet ihren Verdacht auf Hautkrebs per E-Mail an die Pflegedienstleitung, die gerade nicht im Haus ist, weiter.

Schritt 5: Die Pflegedienstleitung beauftragt einen Arzt telefonisch damit, den Patienten zu untersuchen. Erklärung der Situation und Terminabsprache.

Kommentar

Lernziele:

III/ 10 Arbeitsalltag: innerbetriebliche Kommunikation: Eigene und fremde Aufgaben nachvollziehen, Aufgabenverteilung und Übergaben besprechen, über Aufgaben berichten und erledigte Aufgaben dokumentieren.

A/ 49+50 Gestaltung sozialer Kontakte am Arbeitsplatz: Probleme benennen und mögliche Lösungen besprechen + Gespräche angemessen einleiten, sich konstruktiv daran beteiligen und sie abschließen

C/ 55+56 Realisierung von Gefühlen, Haltungen und Meinungen: Gefühle verbal ausdrücken + Wünsche, Sorgen und Nöte anderer verstehen und darauf angemessen eingehen

D/ 58+59+60 Austausch von Informationen: Personenbezogene Angaben machen + Termine vereinbaren + ein Telefongespräch führen, an einer Videokonferenz teilnehmen,

Voicemailnachrichten verstehen und mit Sprachdialogsystemen telefonieren

mögliche Grammatikthemen:

Aneinanderreihungen: zuerst, dann, danach...

Vorsichtiges Nachfragen: Indirekte Fragen: Wissen Sie vielleicht, ob..., Könnte es sein, dass...

informelle E-Mail schreiben; ein Telefongespräch führen

möglicher Ablauf:

Schritt 1 eignet sich als Partnerarbeit zwischen Pflegekraft und Patienten. Einmal vormachen lassen und die TN können Feedback geben, danach sollen sie es selbst probieren.

Szenario-Technik in der Pflege © Andrea Strunz

Schritt 2: Hier soll behutsames Nachfragen geübt werden. Vorher indirekte Fragen sammeln und dann in Partnerarbeit durchspielen lassen.

Der 3. Schritt sollte in Stillarbeit alleine durchgeführt werden. Danach Besprechung im Plenum.

Schritt 4: eignet sich als Hausaufgabe oder Einzelarbeit.

Schritt 5: Telefonanruf beim Arzt sollte in Partnerarbeit geübt werden.

Geschlechtssensible Pflege: Szenario 1

Szenariotechnik

Situation: Krankenhaus oder Seniorenheim

    Schritt 1: Patientin will nicht von Pfleger gewaschen werden

    Schritt 2: Gespräch mit Pflegedienstleitung über den Vorfall

    Schritt 3: Pflegedienstleitung erklärt Patientin weiteres Vorgehen

zusätzliche Materialien:

keine

Rollen:

1 Pflegefachkraft, männlich

1 Patientin

1 Pflegedienstleitung

Personenkarten

Pfleger:
Ende 20, freundlich und lustig, hat kein Problem damit Verantwortung abzugeben

Patientin:
um die 70; streng katholisch, schamhaft, fühlt sich unwohl bei männlichem Pfleger

Pflegedienstleitung:
immer im Stress, versucht es allen recht zu machen

Schritte

Schritt 1:
Pfleger übernimmt ab jetzt die Frühschicht, normalerweise machte dies eine Kollegin; eine Patientin will sich nicht von ihm waschen lassen, reagiert aufgebracht und abwehrend, da ihr dies sehr unangenehm ist. Der Pfleger versucht zu deeskalieren, Patientin weist ihn aber barsch zurück

Schritt 2:
Pfleger spricht mit der Pflegedienstleitung über den Vorfall. Sie diskutieren mögliche Lösungen und einigen sich auf eine, eventuell nach einer Übergangszeit

Schritt 3:
Die Pflegedienstleitung geht persönlich zur Patientin und erklärt ihr die Lage. Versucht sich mit der Patientin zu einigen.

Kommentar

Lernziele:

<u>A/ 49+50 Gestaltung sozialer Kontakte am Arbeitsplatz</u>: Probleme benennen und mögliche Lösungen besprechen + Gespräche angemessen einleiten, sich konstruktiv daran beteiligen und sie abschließen

<u>B/54 Umgang mit Dissens und Konflikten</u>: Konflikte zur Sprache bringen und zur Lösungsfindung beitragen

<u>C/ 55+56+57 Realisierung von Gefühlen, Haltungen und Meinungen</u>: Gefühle verbal ausdrücken + Wünsche, Sorgen und Nöte anderer verstehen und darauf angemessen eingehen + Vorschläge machen und begründen, auf Vorschläge anderer reagieren, argumentieren

<u>D/ 58 Austausch von Informationen</u>: Personenbezogene Angaben machen

mögliche Grammatikthemen:

Vorschläge üben: Konj II: Wir sollten …, Wir könnten...

Begründungen: Ich will nicht, weil...; Das kommt nicht in Frage, da …. Auf gar keinen Fall, sonst …. (je nach Level Konnektoren ergänzen)

möglicher Ablauf:

Bilden Sie Gruppen mit 3 TN und weisen Sie den TN eine Rolle zu, dann sollen sie die Gespräche nach und nach durchspielen. Im Anschluss daran werden die Rollen getauscht.

Sollte dies zu viel Zeit in Anspruch nehmen oder die TN noch zu schwach sein, können die einzelnen Schritte natürlich auch geteilt werden und am Ende gibt es Feedback von dem 3.TN, bevor das Ganze im Plenum durchgesprochen wird.

Geschlechtssensible Pflege: Szenario 2

Szenariotechnik

Situation: Kinderabteilung eines Krankenhauses

    Schritt 1: Pflegerin erklärt Kind die Körperpflege

    Schritt 2: Diskussion mit Kollegen: Thema Schamgefühl bei Kindern und Erwachsenen + Patienten mit Gewalt- / Missbrauchserfahrung

    Schritt 3: Gespräch mit Kollegen/in über dessen/deren unsensible Wörter gegenüber dem Kind

zusätzliche Materialien:

keine

Rollen:

1 Pflegefachkraft

1 Kind

mehrere Kollegen

1 Kollege/in

Szenario-Technik in der Pflege © Andrea Strunz

Personenkarten

Pflegekraft:

Ende 30, arbeitet gerne mit Kindern, hat eigene Kinder, geduldig

Kind:

ca. 10 Jahre, frisch operiert, starkes Schamgefühl, fühlt sich alleine und hat Angst

Kollege/in:

Mitte 50, gestresst, streng, zu direkt, wirkt oft ruppig

mehrere Kollegen:

verschiedene Erfahrungen, Alter, etc.

Schritte

Schritt 1:

Pflegekraft kommt um ein Kind nach dessen OP (Polypen, Blinddarm etc.) zu waschen. Das Kind schämt sich und will sich nicht von Fremden waschen lassen. Die Pflegekraft erklärt dem Kind geduldig, warum dies wichtig ist und das es in Ordnung ist.

Schritt 2:

Pausengespräch mit Kollegen. Pflegekräfte diskutieren über Ihre Kenntnisse und Erfahrungen zum Thema Schamgefühl bei Erwachsenen und Kindern.
Sprechen Sie dann auch das Thema Gewalt- und Missbrauchserfahrungen von Patienten an und wie man damit umgeht.

Schritt 3:

Sie hören eine/n Kollegen/in, der/die eine/n Patienten mit „Ich schau dir schon nichts weg. Stell dich nicht so an." anspricht. Reden Sie in der Pause mit diesem/r Kollegen/in darüber, was dies für psychische Auswirkungen auf den Patienten haben kann und wie man sich besser verhalten könnte. Versuchen Sie dabei den/die Kollegen/in nicht zu sehr zu kritisieren.

Kommentar

Lernziele:

A/ 49+50 Gestaltung sozialer Kontakte am Arbeitsplatz: Probleme benennen und mögliche Lösungen besprechen + Gespräche angemessen einleiten, sich konstruktiv daran beteiligen und sie abschließen

B/54 Umgang mit Dissens und Konflikten: Konflikte zur Sprache bringen und zur Lösungsfindung beitragen

C/ 55+56+57 Realisierung von Gefühlen, Haltungen und Meinungen: Gefühle verbal ausdrücken + Wünsche, Sorgen und Nöte anderer verstehen und darauf angemessen eingehen + Vorschläge machen und begründen, auf Vorschläge anderer reagieren, argumentieren

mögliche Grammatikthemen:

höfliche Vorschläge mit Begründung, Konj II + Konnektoren: Du solltest vielleicht …., weil / Besser wäre es, wenn du …., da ….

Diskussionsphrasen: Meiner Meinung nach...., Ich denke, dass..., Ich habe einmal gelesen/gelernt, dass...

möglicher Ablauf:

Schritt 1 ist ein Dialog und eignet sich daher zur Partnerarbeit, während Schritt 3 gut im Plenum diskutiert werden kann. Um die Atmosphäre besser wiederzugeben, könnte man die TN aufstehen lassen oder an einen großen Tisch setzen. Vielleicht sogar mit Kaffee.

Schritt 3 könnte man vor der Klasse vorspielen lassen und die TN geben Feedback.

Hygiene

Hygiene: Szenario 1

Szenariotechnik

Situation: Seniorenwohnheim/Krankenhaus

  Schritt 1: Hygienebeauftragter findet Kritikpunkte

  Schritt 2: Pflegedienstleitung gibt Kritik an Pflegefachkräfte weiter

  Schritt 3: Pflegedienstleitung schreibt Rundbrief zum Thema Hygiene

zusätzliche Materialien:

keine

Rollen:

1 Hygienebeauftragter

1 Pflegedienstleitung

mehrere Pflegekräfte

Personenkarten

Hygienebeauftragter:

hat einiges an Berufserfahrung, ruhig, aber klar und deutlich

Pflegedienstleitung:

noch relativ neu, nervös, nimmt vieles persönlich, vergreift sich daher manchmal im Ton

mehrere Pflegekräfte:

verschiedene Charaktere und Erfahrungen

Schritte

Schritt 1:

Ein Hygienebeauftragter geht mit der Pflegedienstleitung durch die Einrichtung und findet mehrere hygienische Mängel, die er der Dienstleitung zeigt, erklärt und Verbesserungsvorschläge gibt. Er setzt auch ein Ultimatum, bis wann das beseitigt werden muss. Die Pflegedienstleitung schreibt stichpunktartig mit.

Schritt 2:

Bei einer Mitarbeiterbesprechung greift die Pflegedienstleitung die Hygienemängel auf und kritisiert die Pflegefachkräfte. Diese wehren sich und halten dagegen (keine Zeit für so etwas, nicht zuständig, schon immer so gemacht etc.). Es kommt zu einer heftigen Diskussion. Die Pflegedienstleitung soll versuchen, die Leute wieder zu beruhigen und Kompromisse zu finden.

Schritt 3:

Die Pflegedienstleitung schreibt einen Rundbrief an alle Mitarbeiter, in dem die Hygienemängel angesprochen werden. Sollten in Schritt 2 Lösungen dazu gefunden worden sein, sprechen Sie diese auch an.

Kommentar

Lernziele:

<u>III/ 9+10+17+18+20 Arbeitsalltag: innerbetriebliche Kommunikation:</u> Arbeitsaufträge verstehen und Verständnis signalisieren + Eigene und fremde Aufgaben nachvollziehen, Aufgabenverteilung und Übergaben besprechen, über Aufgaben berichten und erledigte Aufgaben dokumentieren. + In der Qualitätssicherung mitarbeiten + Auf Mängel und Sachverhalte aufmerksam machen und Verbesserungsvorschläge unterbreiten + An einem Mitarbeitergespräch teilnehmen bzw. ein Mitarbeitergespräch führen

<u>V/ 37 Regularien am Arbeitsplatz:</u> Unterweisungen zur Arbeitssicherheit, zum Gesundheitsschutz und zum Datenschutz verstehen

<u>A/ 48+49+50+51 Gestaltung sozialer Kontakte am Arbeitsplatz:</u> Um Rat fragen bzw. um Hilfe bitten und anderen Hinweise geben + Probleme benennen und mögliche Lösungen besprechen + Gespräche angemessen einleiten, sich konstruktiv daran beteiligen und sie abschließen + Bei unvollständigem Verstehen angemessen nachfragen bzw. um Erläuterung bitten

<u>B/ 52+53+54 Umgang mit Dissens und Konflikten:</u> Konstruktiv Kritik üben + Eigene Fehler angemessen zur Sprache bringen und sich entschuldigen + Konflikte zur Sprache bringen und zur Lösungsfindung beitragen

<u>C/ 55+56+57 Realisierung von Gefühlen, Haltungen und Meinungen:</u> Gefühle verbal ausdrücken + Wünsche, Sorgen und Nöte anderer verstehen und darauf angemessen eingehen + Vorschläge machen und begründen, auf Vorschläge anderer reagieren, argumentieren

mögliche Grammatikthemen:

Aufforderungen von Imperativen bis hin zu Konjunktiv II: Sehen Sie hier, hier müss(t)en Sie …; Räumen Sie das auf!

Erklärungen in Nebensätzen: Das geht so gar nicht, weil …

Diskussionsphrasen

E-Mail

möglicher Ablauf:

Dieses Szenario ist eventuell ein wenig schwieriger, da das Thema Hygiene eventuell nicht so geläufig ist. Auch wäre es schön, wenn Sie hier mit den verschiedenen Gefühlen der Pflegedienstleitung spielen.

In Schritt 1 ist diese sehr nervös, da sie noch nicht viel Erfahrung als Personalverantwortliche hat und der Hygienebeauftragte doch eine Art Machtposition einnimmt. In Schritt 1 muss sie also Kritik aushalten, während sie in Schritt 2 Kritik weitergibt. Hier sollte die Dienstleitung sich auch mal im Ton vergreifen, dies passiert in Arbeitssituationen immer wieder und man kann es so bewusst machen. Die Pflegekräfte dürfen sich deshalb auch wehren und dagegen argumentieren.

Da diese Situation für manche Schüler etwas heftig ist, sollte die Pflegedienstleitung beim ersten Durchgang eine Person sein, die nicht schüchtern ist und Kontra geben kann. Schüchterne Teilnehmer sollten sich das wenn möglich mehrmals ansehen können. Bitte zwingen Sie sie nicht, wenn sie nicht spielen wollen. Wenn möglich versucht die Pflegedienstleitung in Schritt 2 die Wogen etwas zu glätten und Lösungen bzw. Kompromisse zu finden. Die Wendung von Kritik zu Beruhigen ist nicht einfach. Schritt 3 kann als Hausaufgabe gegeben werden. Wenn möglich soll auf Schritt 1 und 2 Bezug genommen werden, geht das nicht, sollen die Teilnehmer sich etwas überlegen. Lassen Sie einen kompletten Rundbrief/eine komplette E-Mail mit Anrede etc. schreiben.

Übergabe

Übergabe: Szenario 1

Szenariotechnik

Situation: Krankenhaus

Schritt 1: Gespräch mit Arzt: Arzt gibt Anweisungen

Schritt 2: schriftlich: Pflegedokumentation ausfüllen

Schritt 3: mündlich: Kollegin der Nachtschicht Anweisungen weitergeben

Rollen:

1 Pflegekraft (Hauptperson)

1 Pflegekraft

1 Arzt

zusätzliche Materialien:

Pflegedokumentationsbogen, nicht unbedingt nötig

Personenkarten

Arzt:
56 Jahre alt, sehr erfahren, müde und etwas genervt (u.a. von neuen MitarbeiterInnen), träumt vom baldigen Urlaub

Pflegekraft 1:
23 Jahre alt, unerfahren, etwas langsam im Denken - braucht Zeit, um zu verstehen, muss öfter nachfragen, interessiert sich eigentlich mehr für Partys

Pflegekraft 2:
45 Jahre alt hilfsbereit, erfahren, geduldig, macht Dauernachtwache, quatscht gerne

Schritte

Schritt 1:
Arzt gibt Anweisungen an Pflegekraft 1: Patient ist seit einer Stunde aus der OP (Blinddarmentzündung); Pflegekraft soll öfters nach dem Patienten schauen, da ihm schnell schlecht wird; Medikamente bereitlegen und abends und morgens vor dem Essen geben, darf aber erst morgen wieder etwas essen...

Schritt 2:
Pflegekraft 1 schreibt Arztanweisungen in den Übergabebogen und benutzt gängige Abkürzungen

Szenario-Technik in der Pflege © Andrea Strunz

Schritt 3:

Pflegekraft 1 spricht mit Pflegekraft 2: zunächst begrüßen sie sich und halten ein bisschen Smalltalk (z.B. Wetter, Frage nach den Kindern). Im nächsten Schritt informiert Pflegekraft 1 ihre/n Kollegen/Kollegin über den Patienten und die Arztanweisungen.

Kommentar

Lernziele:

III/ 9+10: innerbetriebl. Kommunikation: Arbeitsaufträge verstehen und Verständnis signalisieren + Eigene und fremde Aufgaben nachvollziehen, Aufgabenverteilung und Übergaben besprechen, über Aufgaben berichten und erledigte Aufgaben dokumentieren.

A/ 50: Gestaltung soz. Kontakte am Arbeitsplatz: Gespräche angemessen einleiten, sich konstruktiv daran beteiligen und sie abschließen

D/ 58: Austausch von Informationen: Personenbezogene Angaben machen

mögliche Grammatikthemen:

Imperativ, Modalverben, Konjunktiv II, Passiversatzform mit „sein+zu+Infinitiv"

möglicher Ablauf:

Schritt 1 wird vorgespielt. Restl. TN schreiben die Anweisungen mit.

Dann sollen alle TN Schritt 2 selbst in Einzelarbeit schriftlich ausführen.

Im Anschluss daran wird Schritt 3 in Partnerarbeit gespielt und danach spielt ein Team exemplarisch ihr Szenario vor der Klasse vor. Die restlichen TN sehen zu und geben konstruktives Feedback.

Sturz

Sturz: Szenario 1

Szenariotechnik

Situation: Mobiler Pflegedienst

    Schritt 1: Patientin ist zu Hause gestürzt. Wird vom Pflegedienst gefunden

    Schritt 2: telefonisch: Krankenwagen verständigen

    Schritt 3: telefonisch: Angehörige verständigen

    Schritt 4: telefonisch: In der Zentrale Bescheid sagen

    Schritt 5: Dokumentation/Sturzprotokoll

zusätzliche Materialien:

evtl. Pflegedokumentation oder Sturzprotokoll

Rollen:

1 Pflegekraft

1 Patient/in

1 Angestellte/r in Notrufzentrale

1 Angehörige/r

1 Sekretärin beim Pflegedienst

Personenkarten

Pflegekraft:

Anfang 30, kommt aus Osteuropa, spricht nicht so gut Deutsch, hat Berufserfahrung im Heimatland

Patientin Frau Helmer:

82 Jahre, gebrechlich, dünn, im Bad gestürzt, wahrscheinlich Hüfte gebrochen, liegt schon mehrere Stunden auf dem Boden, dehydriert, kaum ansprechbar

Angestellte/r in Notrufzentrale:

professionell, direkt, beruhigend

Angehöriger Herr Helmer:

besorgt, gerade in der Arbeit, möchte kommen, dauert aber etwas

Sekretärin beim Pflegedienst:

erfahren, aber gestresst, wenn der knappe Patientenplan nicht eingehalten werden kann;

versucht Druck zu machen

Schritte

Schritt 1:

Der Mobile Pflegedienst kommt zum Patienten. Diese macht nicht auf. Der Pflegedienst hat einen Schlüssel und sucht nach der Patientin. Findet sie im Bad auf dem Boden liegend, kaum ansprechbar. Die Pflegekraft versucht herauszufinden was passiert ist und versorgt die Patientin ein wenig.

Schritt 2:

Die Pflegekraft verständigt den Rettungsdienst und beantwortet die Fragen so gut wie möglich.

Schritt 3:

Die Pflegefachkraft verständigt, während Sie auf den Krankenwagen wartet einen Angehörigen der Patientin. Dieser ist in der Arbeit, will kommen, es dauert aber etwas. Fachkraft kann aber nicht ewig bleiben und warten. Finden Sie eine Lösung, die beiden passt.

Schritt 4:

Nachdem die Fachkraft den Krankenwagen und den Angehörigen verständigt hat, sagt sie im Büro des Pflegedienstes Bescheid. Eventuell dauert es etwas länger, da sie bleiben muss, bis der Krankenwagen kommt. Die Sekretärin ist nicht erfreut, da der Dienstplan durcheinander kommt.

Schritt 5:

Die Pflegefachkraft dokumentiert den Vorfall.

Kommentar

Lernziele:

III/ 9+10+11 Arbeitsalltag: innerbetriebliche Kommunikation: Arbeitsaufträge verstehen und Verständnis signalisieren + Eigene und fremde Aufgaben nachvollziehen, Aufgabenverteilung und Übergaben besprechen, über Aufgaben berichten und erledigte Aufgaben dokumentieren. + Dienst-, Vertretungs- und Urlaubspläne verstehen und sich darüber austauschen

IV/ 34+35 Arbeitsalltag: Außenkontakte: Spezielle Fragen zu einem Produkt, einem Verfahren oder einer Leistung beantworten und selbst stellen + Vor- und Nachteile in einem Kundengespräch erläutern und die eigene Vorgehensweise begründen

A/ 47+48+49+50+51 Gestaltung sozialer Kontakte am Arbeitsplatz: Sich vorstellen, die Vorstellung anderer verstehen und darauf reagieren, Small Talk führen + Um Rat fragen bzw. um Hilfe bitten und anderen Hinweise geben + Probleme benennen und mögliche Lösungen besprechen + Gespräche angemessen einleiten, sich konstruktiv daran beteiligen und sie abschließen + Bei unvollständigem Verstehen angemessen nachfragen bzw. um Erläuterung bitten

C/ 55+56+57 Realisierung von Gefühlen, Haltungen und Meinungen: Gefühle verbal ausdrücken + Wünsche, Sorgen und Nöte anderer verstehen und darauf angemessen eingehen + Vorschläge machen und begründen, auf Vorschläge anderer reagieren, argumentieren

D/ 58+59+60 Austausch von Informationen: Personenbezogene Angaben machen + Termine vereinbaren + ein Telefongespräch führen, an einer Videokonferenz teilnehmen,
Voicemailnachrichten verstehen und mit Sprachdialogsystemen telefonieren

mögliche Grammatikthemen:

Fragen stellen und beantworten. Je nach Level auch indirekte Fragen möglich: Können Sie mir sagen, was passiert ist? Wissen Sie vielleicht, wann ….? Sind Sie der Meinung, dass …?

möglicher Ablauf:

Schritt 1 kann man spielen lassen. Die Patientin liegt in einem hinteren Teil des Zimmers, die Pflegekraft betritt den Raum und spielt das Suchen und Rufen. Der Rest der Klasse sieht zu und gibt später Feedback.

Die Schritte 2 - 4 können in Partnerarbeit durchgeführt werden. Hier ist es wichtig Informationen kurz und knapp mitzuteilen, schließlich muss man sich auch noch um die Patientin kümmern und evtl. den Krankenwagen vor dem Haus empfangen.

Schritt 5 kann als Hausaufgabe oder Stillarbeit absolviert werden.

Wenn im Kurs noch niemand im Mobilen Pflegedienst gearbeitet hat, kann man vielleicht jemanden einladen, vorher ein Interview führen lassen oder die TN recherchieren als Hausaufgabe selbst nach. Viele Osteuropäische Pflegekräfte arbeiten später in dieser Branche.

Sturz: Szenario 2

Szenariotechnik

Situation: Krankenhaus

Schritt 1: Knopf gedrückt worden: Patient gestürzt

Schritt 2: Anderen Patienten über Verlauf befragen

Schritt 3: Dokumentation/Sturzprotokoll schreiben

zusätzliche Materialien:

Sturzprotokoll

Rollen:

1 Pflegefachkraft

2 Patienten

Personenkarten

Pflegefachkraft:

Anfang 40, arbeitet in der Frühschicht, noch etwas müde, daher nicht so geduldig

Patient 1, Herr Stürmer:

Ende 50, Manager, wurde gestern operiert (Gallensteine), noch nicht ganz fit, Schmerzmedikation über Infusion, muss unbedingt auf die Toilette, will sich nicht helfen lassen, er kann das alleine, stur, Hilfe zu brauchen ist ihm peinlich

Patient 2, Herr Richter:

Mitte 60, Rentner, redet gerne und kommentiert alles, will helfen, meint es gut, teilweise aber etwas nervig

Schritte

Schritt 1:

Herr Richter hat den Alarmknopf gedrückt, da sein Bettnachbar Herr Stürmer auf dem Weg ins Bad gestürzt ist. Die Pflegekraft der Frühschicht kommt und klärt die Situation. Dem Patienten Herrn Stürmer ist nichts Schlimmes passiert, er ist nur noch etwas zu schwach auf den Beinen.

Schritt 2:

Die Pflegekraft befragt den Bettnachbarn Herrn Richter über den Ablauf.

Schritt 3:

Die Pflegekraft schreibt ein Sturzprotokoll über den Vorfall.

Kommentar

Lernziele:

IV/ 22+23 Arbeitsalltag: Außenkontakte: + Anfragen entgegennehmen und beantworten + Auskünfte über Produkte/Verfahrensweisen/Arbeitsabläufe/Leistungen verstehen und erteilen

V/ 37 Regularien am Arbeitsplatz: Unterweisungen zur Arbeitssicherheit, zum Gesundheitsschutz und zum Datenschutz verstehen

A/ 48+49+50+51 Gestaltung sozialer Kontakte am Arbeitsplatz: Um Rat fragen bzw. um Hilfe bitten und anderen Hinweise geben + Probleme benennen und mögliche Lösungen besprechen + Gespräche angemessen einleiten, sich konstruktiv daran beteiligen und sie abschließen + Bei unvollständigem Verstehen angemessen nachfragen bzw. um Erläuterung bitten

B/ 52+54 Umgang mit Dissens und Konflikten: Konstruktiv Kritik üben + Konflikte zur Sprache bringen und zur Lösungsfindung beitragen

C/ 55+56+57 Realisierung von Gefühlen, Haltungen und Meinungen: Gefühle verbal ausdrücken + Wünsche, Sorgen und Nöte anderer verstehen und darauf angemessen eingehen + Vorschläge machen und begründen, auf Vorschläge anderer reagieren, argumentieren

mögliche Grammatikthemen:

Fragen stellen und beantworten. Je nach Level auch indirekte Fragen möglich: Können Sie mir sagen, was passiert ist? Wissen Sie vielleicht, wann ….? Sind Sie der Meinung, dass …?

Vorschläge machen, annehmen und ablehnen.

Aufzählungen: Zuerst und dann und danach...

möglicher Ablauf:

Lassen Sie Ihre TN richtig in den Rollen aufgehen. Herr Stürmer ist sehr stur und will sich nicht helfen lassen, Herr Richter redet wie ein Wasserfall und kommentiert alles. Im Schritt 1 wird Herr Richter noch eher ignoriert, man kümmert sich um den gestürzten Patienten, im zweiten Schritt darf Herr Richter dann im Mittelpunkt stehen. Diese Situation lässt sich gut vorspielen und heitert den Unterricht auf. Die anderen TN sollen sich Notizen machen und als Hausaufgabe Schritt 3 schreiben.

Falls das Sturzprotokoll noch neu sein sollte, es lassen sich Vorlagen und Filmchen im Netz dazu finden, wenn Sie mit einer Einrichtung zusammenarbeiten, lassen Sie sich deren Unterlagen geben.

Fixierung

Fixierung: Szenario 1

Szenariotechnik

Situation: Altenheim

    Schritt 1: Angehöriger findet Bewohner fixiert vor, beschwert sich

    Schritt 2: Pflegefachkraft dokumentiert den Vorfall

    Schritt 3: Pflegedienstleitung will mündlichen Bericht von Pflegefachkraft

zusätzliche Materialien:

Dokumentationsbogen

Rollen:

1 Angehöriger

1 Pflegefachkraft

1 Pflegedienstleitung

Personenkarten

Angehöriger:

besucht nur alle heilige Zeit den demenzkranken Bewohner, sehr schockiert und aufgebracht über Fixierung, wird schnell laut

Pflegefachkraft:

routiniert, kennt sich aus, ruhig und durchsetzungsfähig, aber etwas im Stress, da die Zeit mal wieder knapp ist

Pflegedienstleitung:

kennt die Pflegefachkraft schon lange, vertraut ihr, hält Angestellten den Rücken frei, will Details wissen

Schritte

Schritt 1:

Ein Angehöriger besucht überraschend einen stark demenzkranken Bewohner und findet diesen ans Bett fixiert vor. Der Angehörige schnappt sich die nächste Pflegefachkraft und schimpft auf sie ein, dass sie die Fixierung aufheben soll. Die Pflegefachkraft erklärt dem Angehörigen die Situation kurz und knapp und verweist auf die Pflegedienstleitung.

Schritt 2:

Die Pflegedienstleitung dokumentiert den Vorfall mit dem Angehörigen und schreibt noch einmal die Punkte zusammen, die eine Fixierung rechtfertigen.

Schritt 3:

Die Pflegedienstleitung ruft die Pflegefachkraft zu sich und verlangt einen ausführlichen mündlichen Bericht über das Vorkommnis.

Kommentar

Lernziele:

III/ 9+10+20 Arbeitsalltag: innerbetriebliche Kommunikation: Arbeitsaufträge verstehen und Verständnis signalisieren + Eigene und fremde Aufgaben nachvollziehen, Aufgabenverteilung und Übergaben besprechen, über Aufgaben berichten und erledigte Aufgaben dokumentieren + An einem Mitarbeitergespräch teilnehmen bzw. ein Mitarbeitergespräch führen

V/ 37 Regularien am Arbeitsplatz: Unterweisungen zur Arbeitssicherheit, zum Gesundheitsschutz und zum Datenschutz verstehen

B/ 52+54 Umgang mit Dissens und Konflikten: Konstruktiv Kritik üben + Konflikte zur Sprache bringen und zur Lösungsfindung beitragen

C/ 55+56+57 Realisierung von Gefühlen, Haltungen und Meinungen: Gefühle verbal ausdrücken + Wünsche, Sorgen und Nöte anderer verstehen und darauf angemessen eingehen + Vorschläge machen und begründen, auf Vorschläge anderer reagieren, argumentieren

mögliche Grammatikthemen:

Empörung: Wie können Sie nur?; Das können Sie nicht machen!; Es gibt so was wie Menschenwürde!; ...

sachliche Berichterstattung

möglicher Ablauf:

Das Thema Fixierung ist sehr wichtig. Bitte lesen Sie vorher mit Ihren Teilnehmern den §1906 des BGBs durch und sprechen Sie über die Voraussetzung für eine Fixierung, hierzu gibt es viele gute Erklärungen im Netz, z.T. mit Beispielen. In manchen Ländern ist eine Fixierung verboten (z.B. England). Viele Schüler, die noch keine fertige Ausbildung in der Pflege haben und noch nie mit z.B. Demenzerkrankten zu tun hatten, werden überrascht und schockiert darüber sein, dass Deutschland so „schlecht mit seinen alten Leuten" umgeht. Diskutieren Sie das vorher bitte sachlich aus.

Fixierung: Szenario 2

Szenariotechnik

Situation: Krankenhaus

    Schritt 1: Alkoholisierter Patient wird von Polizei eingeliefert

    Schritt 2: Bericht zur Fixierung fürs Gericht schreiben

    Schritt 3: Patient droht später mit Klage

zusätzliche Materialien:

keine

Rollen:

1 Patient

1 Polizist

1 Sanitäter

1 Pflegefachkraft

Personenkarten

Patient:

stark alkoholisiert, blutende Wunde am Kopf, randaliert, ist aggressiv, kann nicht beruhigt werden, später wütend

Sanitäter:

liefert Patienten ein, erklärt dessen Zustand

Polizist:

begleitet die Einlieferung, erklärt die Hintergründe, bleibt noch etwas, falls er gebraucht wird, routiniert, macht das fast jedes Wochenende

Pflegefachkraft:

42 Jahre, resolut, aber klein und zierlich, hat keine Probleme damit, um Hilfe zu bitten

Schritte

Schritt 1:

Ein stark alkoholisierter Patient wird von Sanitäter und Polizei in die Notaufnahme gebracht. Der Patient hat eine blutende Kopfwunde, lässt sich aber nicht behandeln, ist aggressiv und greift die Pflegekraft an. Kann nicht beruhigt werden. Die Pflegefachkraft übernimmt den Patienten und bestimmt das weitere Vorgehen (Fixierung). Sie kann z.B. den Polizisten um Hilfe bitten. Vergessen Sie nicht, sich den Hintergrund des Patienten von Sanitäter und Polizisten erklären zu lassen.

Schritt 2:

Die Pflegedienstleitung dokumentiert die Fixierung und die Gründe dafür ausführlich für das Gericht.

Schritt 3:

Der Patient ist wieder nüchtern und ansprechbar. Er ist sehr erbost und wütend über die Fixierung und droht der Pflegefachkraft mit einer Klage. Wie verhält sich die Pflegefachkraft am besten?

Kommentar

Lernziele:

III/ 9+10+20 Arbeitsalltag: innerbetriebliche Kommunikation: Arbeitsaufträge verstehen und Verständnis signalisieren + Eigene und fremde Aufgaben nachvollziehen, Aufgabenverteilung und Übergaben besprechen, über Aufgaben berichten und erledigte Aufgaben dokumentieren + An einem Mitarbeitergespräch teilnehmen bzw. ein Mitarbeitergespräch führen

V/ 37 Regularien am Arbeitsplatz: Unterweisungen zur Arbeitssicherheit, zum Gesundheitsschutz und zum Datenschutz verstehen

B/ 52+54 Umgang mit Dissens und Konflikten: Konstruktiv Kritik üben + Konflikte zur Sprache bringen und zur Lösungsfindung beitragen

C/ 55+56+57 Realisierung von Gefühlen, Haltungen und Meinungen: Gefühle verbal ausdrücken + Wünsche, Sorgen und Nöte anderer verstehen und darauf angemessen eingehen + Vorschläge machen und begründen, auf Vorschläge anderer reagieren, argumentieren

mögliche Grammatikthemen:
möglichst knappe und sachliche Berichterstattung

möglicher Ablauf:

Das Thema Fixierung ist sehr wichtig und heikel. Bitte lesen Sie vorher mit Ihren Teilnehmern den §1906 des BGBs durch und sprechen Sie über die Voraussetzung und den Ablauf einer Fixierung, hierzu gibt es viele gute Erklärungen im Netz, z.T. mit Beispielen. In manchen Ländern ist eine Fixierung verboten (z.B. England).

Viele Schüler, die noch keine abgeschlossene Ausbildung in der Pflege haben und noch nie mit z.B. Demenzerkrankten zu tun hatten, werden überrascht und schockiert darüber sein, dass Deutschland so „schlecht mit seinen alten Leuten" umgeht. Diskutieren Sie das vorher bitte sachlich aus.

In diesem Beispiel geht es um einen verletzten und stark alkoholisierten Patienten im Krankenhaus, der nicht mehr wirklich ansprechbar ist. Daher ist er nicht mehr geschäftsfähig und darf ohne seine Zustimmung fixiert werden. Die Genehmigung hierfür kann im Nachhinein vom Gericht eingeholt werden. Diskutieren Sie das Verhalten der Pflegekraft, wenn der Patient nur leicht betrunken und noch ansprechbar ist. In diesem Fall soll auch die Kommunikation zwischen dem Sanitäter, dem Polizisten und der Pflegekraft geübt werden, während es zu einer Störung durch einen aggressiven Patienten kommt. Der Stresspegel steigt also. Der Patient soll anfangs bitte nicht übertreiben. Bitte beachten Sie auch, dass einige ihrer Schüler eventuell schlechte Erfahrungen mit Gewalt, v.a. Gewalt durch Männer, gemacht haben. Überlegen Sie sich, wen Sie in welche Rolle setzen. Lassen Sie den Schritt 1 vielleicht nur ein- bis zweimal vor der Klasse vorspielen. Auch kann hier das Zusammenspiel zwischen einzelnen Professionen, hier Polizei und Krankenhauspersonal, geübt werden. Pflegekräfte müssen nicht immer alles alleine entscheiden und dürfen - und sollen - auch um Hilfe bitten. Nehmen Sie sich viel Zeit für den ersten Schritt. Schritt 2 kann als Hausaufgabe gegeben werden.

Schritt 3 soll zeigen, dass die Pflegekraft rechtlich abgesichert ist. Hierfür ist eine gute Dokumentation wichtig.

Notfälle

Notfall: Szenario 1

Szenariotechnik

Situation: Notaufnahme

Schritt 1: Notaufnahme: 3 Patienten in Reihenfolge bringen

Schritt 2: Patient kollabiert, Maßnahmen einleiten

Schritt 3: Diskussion bei Fortbildung: Probleme bei Einordnung

zusätzliche Materialien:

keine

Rollen:

1 Pflegekraft

3-4 Patienten/Angehörige

mehrere Kollegen

Personenkarten

Pflegekraft 1:

erfahrene Pflegekraft in Notaufnahme, gewohnt mehrere Dinge gleichzeitig zu beachten und zu bearbeiten durchsetzungsfähig, direkt

Patient 1:

älterer Mann um die 70, leicht übergewichtig, ruhig, Schmerzen im Brustbereich, etwas kurzatmig, sagt nicht viel, will nicht zur Last fallen

Patienten/Angehörige 2(+3):

Eltern eines Kleinkindes (4J), erstes Kind, Kind hat Bauchschmerzen, unerfahren, werden immer lauter, wollen sofort zum Arzt, etwas aggressiv

Patient 4:

Ausländer, rudimentäres Deutsch, kennt deutsches Gesundheitssystem nicht, kommt daher in die Notaufnahme, Schulterschmerzen, fühlt sich benachteiligt/diskriminiert

mehrere Kollegen:

aus allen Abteilungen, verschiedene Berufserfahrungen

Schritte

Schritt 1:

Alle Patienten kommen fast gleichzeitig in die Notaufnahme. Die Pflegekraft lässt sich die Symptome schildern und entscheidet, wer zuerst behandelt werden soll. Die Patienten reagieren unterschiedlich darauf, die Pflegekraft muss sich schnell durchsetzen.

Schritt 2:

Der ältere Mann kollabiert in der Notaufnahme, die Pflegekraft leitet alle weiteren Maßnahmen ein, während sie dem Mann hilft und die anderen Patienten zurechtweist.

Schritt 3:

Diskussion auf einer Fortbildung zum Thema: Welche Faktoren spielen eine Rolle bei einer falschen Einordnung/Diagnose. Worauf muss man achten? Welche persönlichen Probleme haben Sie damit in Deutschland? (Erziehung, nicht zur Last fallen wollen, Über- bzw. Untertreibung, Gesundheitssystem im Heimatland, Dialekt, Körpersprache, Verhalten Stadt-Land, ...)

Kommentar

Lernziele:

IV/22 + 34 Arbeitsalltag: Außenkontakte: Anfragen entgegennehmen und beantworten

+

Spezielle Fragen zu einem Produkt, einem Verfahren oder einer Leistung beantworten und selbst stellen

VI/ 44+45 Berufliche Aus-, Fort- und Weiterbildung: Allgemein verfügbare Informationen aus verschiedenen Quellen entnehmen und für sich und andere nutzbar machen + Informationen erfragen und weitergeben

B/ 52 Umgang mit Dissens und Konflikten: Konstruktiv Kritik üben

C/ 55+56+57 Realisierung von Gefühlen, Haltungen und Meinungen: Gefühle verbal ausdrücken + Wünsche, Sorgen und Nöte anderer verstehen und darauf angemessen eingehen + Vorschläge machen und begründen, auf Vorschläge anderer reagieren, argumentieren

D/ 58 Austausch von Informationen: Personenbezogene Angaben machen

mögliche Grammatikthemen:

Befehle (Imperativ, Modalverben, Konj II, anfangs höflich, später zu Imperativen wechseln)

Diskussionssätze: Meiner Erfahrung nach..., Ich habe schon einmal erlebt, dass ..., In Deutschland finde ich schwer ... einzuschätzen, weil...

möglicher Ablauf:

Schritt 1: Hier können Sie gerne etwas Stress aufkommen lassen, vielleicht haben Sie ein Hintergrundgeräusch, dass sie einspielen können. Bilden Sie Gruppen mit 4-5 Personen, statt den beiden Eltern können Sie auch nur ein Elternteil kommen lassen, beide Eltern machen aber mehr Lärm. Achten Sie darauf, dass die Pflegekraft sich durchsetzen kann. Hier kann man schön von höflichen Anweisungen zu Befehlen (Imperativen) wechseln, wenn das Stresslevel steigt.

Im 2. Schritt behalten Sie die Gruppen und Rollen bei, sollten Ihre TN schon etwas besser sein, können Sie Schritt 1 und 2 kombinieren.

Schritt 3 eignet sich im Plenum oder bringen Sie zwei der vorherigen Gruppen zusammen. Lassen Sie Ihre TN als Fachkräfte ihre eigenen Erfahrungen und Probleme einbringen. Sollten Sie mehrere Gruppen gebildet haben, lassen Sie die Ergebnisse danach vortragen. Im Plenum können Sie die Ergebnisse an der Tafel festhalten. Bei Bedarf können Sie später diese Themen im Unterricht aufgreifen und bearbeiten.

Notfall: Szenario 2

Szenariotechnik

Situation: Altenheim

    Schritt 1: Patient droht durch Schluckprobleme zu ersticken

    Schritt 2: schriftliche Dokumentation des Vorfalls

    Schritt 3: Fachkraft erklärt Auszubildendem, was zu tun ist

zusätzliche Materialien:

evtl. Pflegedokumentation, evtl. Blatt mit Angaben zu Abläufen bei Notfällen

Rollen:

1 Pflegekraft (TN mit Erfahrung)

1 Bewohnerin

1 Auszubildender zur Pflegefachkraft (TN ohne Erfahrung)

Personenkarten

Pflegekraft 1:

erfahrene Pflegekraft, durchsetzungsfähig, direkt, aber auch geduldig, durch nichts aus der Ruhe zu bringen, betreut gerne Auszubildende

Bewohnerin 1:

78 Jahre, Schluckbeschwerden, will alleine essen, isst sehr hastig

Auszubildender zur Pflegefachkraft:

ist noch in der Ausbildung, noch nicht so sicher, macht noch Fehler, aber motiviert

Schritte

Schritt 1:

Essen im Pflegeheim; Auszubildende hilft bei der Essensausgabe und Betreuung; Bewohnerin bleibt Essen im Hals stecken, würgt und schlägt um sich. Azubi holt Pflegefachkraft, diese übernimmt.

Schritt 2:

Die Pflegekraft dokumentiert zusammen mit dem/r Azubi den Vorfall. Pflegefachkraft hilft Azubi durch die Dokumentation (Was würdest du schreiben?)

Schritt 3:

Fachkraft setzt sich mit dem/r Azubi zusammen und erklärt nochmal den korrekten Ablauf in solchen Fällen. (evtl. auf andere Fälle ausweiten)

Kommentar

Lernziele:

III/ 9+10+16 Arbeitsalltag: innerbetriebliche Kommunikation: Arbeitsaufträge verstehen und Verständnis signalisieren+ Eigene und fremde Aufgaben nachvollziehen, Aufgabenverteilung und Übergaben besprechen, über Aufgaben berichten und erledigte Aufgaben dokumentieren + Äußerungen zu Arbeitsabläufen und notwendigen Geräten/Arbeitsmitteln verstehen und selbst formulieren

V/37 Regularien am Arbeitsplatz: Unterweisungen zur Arbeitssicherheit, zum Gesundheitsschutz und zum Datenschutz verstehen

A/ 48+49+50+51 Gestaltung sozialer Kontakte am Arbeitsplatz: Um Rat fragen bzw. um Hilfe bitten und anderen Hinweise geben + Probleme benennen und mögliche Lösungen besprechen + Gespräche angemessen einleiten, sich konstruktiv daran beteiligen und sie abschließen + Bei unvollständigem Verstehen angemessen nachfragen bzw. um Erläuterung bitten

mögliche Grammatikthemen:

indirekte oder höfliche Fragen (Konj II): Was würdest du machen? Weißt du, was man in so einem Fall zu tun hat?

Aneinanderreihungen: zuerst, dann, danach, …; Imperative

möglicher Ablauf:

Stellen Sie für Schritt 1 einen Tisch mit Stuhl in den Raum, damit die Situation echter wirkt. Lassen Sie die Pflegefachkraft von außen kommen, sie ist nicht im Raum. Schritt 2 und 3 sind Partnerarbeiten.

Im Schritt 2 soll die Pflegefachkraft den Azubi anleiten, wie man eine Dokumentation schreibt. Hierbei empfiehlt es sich, die Rollen vorher so zu verteilen, dass die Pflegefachkraft schon Berufserfahrung hat und der Azubi vielleicht noch nicht.
Schritt 3 ist ein Gespräch, in dem der Azubi auch Verständnisfragen stellen darf.

Feste und Feiern

Feste und Feiern: Szenario 1

Szenariotechnik

Situation: Altenheim

    Schritt 1: Bewohner hat Geburtstag, Pflegekräfte planen Überraschung

    Schritt 2: Angehörige planen Geburtstagsfeier im Seniorenheim

    Schritt 3: unaufgeräumter Raum nach Feier, kurzfristiges Aufräumen organisieren

zusätzliche Materialien:

keine

Rollen:

1 Pflegekraft

mehrere Pflegefachkräfte/Kollegen

2 Angehörige

1 Sozialpädagoge

1 Bewohner

Personenkarten

Pflegekraft 1:

Ende 20, immer gut drauf, fröhlich, nett, hilfsbereit, sprüht vor Energie

mehrere Pflegekräfte:

verschiedene Altersstufen und Erfahrungen, verschieden motiviert

Angehörige 1+2:

Kinder und/oder Enkel eines Bewohners, haben nicht oft Zeit, versuchen aber 1x im Monat zu kommen, mögen den Bewohner sehr und sind engagiert

Sozialpädagoge:

Mitte 30, arbeitet schon einige Jahre hier, kennt die Bewohner

Bewohner:

90, hat Geburtstag, ist etwas dünn und gebrechlich, aber noch relativ fit im Kopf, freut sich über all die Zuwendung

Schritte

Schritt 1:

Ein beliebter Bewohner des Seniorenheims hat seinen 90. Geburtstag.
Eine Pflegekraft spricht ihre Kollegen im Pausenraum an, sie möchte eine kleine Überraschung für den Bewohner planen. Alle diskutieren darüber und einigen sich auf etwas.

Schritt 2:

Zwei Angehörige möchten für den Bewohner eine Geburtstagsfeier mit Kuchen, Dekoration und Musik planen. Sie fragen eine Pflegekraft danach, diese bringt sie zum hausinternen Sozialpädagogen. Die Angehörigen planen mit dem Sozialpädagogen eine Geburtstagsfeier. Dabei muss über den Ort, die Art, Länge, Essen etc. geredet werden.

Schritt 3:

Die Geburtstagsfeier fand im Zimmer des Bewohners statt. Die Pflegekraft betritt am nächsten Morgen den Raum und ist entsetzt. Es wurde nicht aufgeräumt. Die Reste der Feier stellen ein Unfallrisiko dar, da der Bewohner nicht mehr gut laufen kann. Die Fachkraft hat eigentlich keine Zeit, sich darum zu kümmern. Sie muss sich aber etwas einfallen lassen. Der Bewohner möchte die Dekoration am liebsten noch länger behalten, die Pflegekraft muss einen Kompromiss eingehen.

Kommentar

Lernziele:

<u>IV/ 22+23+24 Arbeitsalltag: Außenkontakte</u>: Anfragen entgegennehmen und beantworten + Auskünfte über Produkte/Verfahrensweisen/Arbeitsabläufe/Leistungen verstehen und erteilen + Angemessen auf eine verantwortliche Mitarbeiterin/einen verantwortlichen Mitarbeiter verweisen

<u>V/ 37 Regularien am Arbeitsplatz</u>: Unterweisungen zur Arbeitssicherheit, zum Gesundheitsschutz und zum Datenschutz verstehen

<u>B/ 52+54 Umgang mit Dissens und Konflikten</u>: Konstruktiv Kritik üben + Konflikte zur Sprache bringen und zur Lösungsfindung beitragen

<u>C/ 55+56+57 Realisierung von Gefühlen, Haltungen und Meinungen</u>: Gefühle verbal ausdrücken + Wünsche, Sorgen und Nöte anderer verstehen und darauf angemessen eingehen + Vorschläge machen und begründen, auf Vorschläge anderer reagieren, argumentieren

mögliche Grammatikthemen:

Vorschläge im Konj II: Wir könnten,...; Wie wäre es, wenn wir ...; Sollten wir nicht lieber, ...

Diskussionsphrasen: Ich denke, dass... ; Besser wäre es aber, wenn...;

möglicher Ablauf:

Schritt 1 findet in einem Pausenraum statt. Sie können die Zahl der TN hier beliebig erhöhen, es sollten aber insgesamt mindestens 3 Personen sein, also eine Pflegekraft und 2 Kollegen. Vielleicht hat Ihre Schule einen Pausenraum oder eine kleine Küche. Der Rest der TN müssten sich dann etwas in die Ecke drängen.

Schritt 2 braucht nur einen kurzen Auftritt einer Pflegekraft, die dann an den Sozialpädagogen verweist. Das Gespräch kann dann z.B. in einem Büro oder dem Speisesaal stattfinden.

Im 3. Schritt kann man etwas improvisieren, die Pflegekraft kann z.B. das Reinigungspersonal rufen oder die Pflegeleitung oder einen Kollegen, der gerade vorbeigeht. Vielleicht rufen Sie auch die Angehörigen an. Dementsprechend kann der Lehrer selbst eingreifen und diejenige Person spielen oder man lässt einen guten TN und einspringen. Dieses Gespräch ließe sich auch vor der Klasse vorspielen und die Pflegekraft pickt sich spontan einen Mitschüler aus der Klasse, der dann mitmachen muss.

Feste und Feiern: Szenario 2

Szenariotechnik

Situation: Kinderabteilung

    Schritt 1: 8-jähriges Kind hat während Corona im Krankenhaus Geburtstag.

    Schritt 2: Für Kind kleine Feier mithilfe von Kollegen planen

    Schritt 3: telefonisch: Absprache mit den Eltern

zusätzliche Materialien:

keine

Rollen:

1 Kind

1 Pflegekraft

mehrere Kollegen

1 Mutter/Vater

Personenkarten

Pflegekraft:
Pflegekraft auf der Kinderstation, kinderlieb, selbst Mutter von zwei Kindern zwischen 10 und 15 Jahren

Kind:
8 Jahre alt, gebrochenes Bein, hat Geburtstag und wegen Corona darf niemand (vielleicht nur ein Elternteil) kommen, fühlt sich alleine und ungeliebt, traurig, versteht die Situation nicht

mehrere Pflegekräfte:
verschiedene Altersstufen und Erfahrungen, verschieden motiviert

Mutter und/oder Vater:
besorgt um ihr Kind, wollen es besuchen, dürfen aber nicht oder nur unter hohen Auflagen

Schritte

Schritt 1:
Kinderabteilung eines Krankenhauses: Ein Kind hat Geburtstag. Wegen Corona ist das Krankenhaus im Lockdown, Besuche sind nicht oder nur eingeschränkt gestattet. Das Kind ist sehr traurig und versteht die Situation nicht. Meint, dass niemand es mag. Die Pflegekraft versucht, die Situation kindgerecht zu erklären.

Schritt 2:

Die Pflegekraft versucht den Kindergeburtstag zu retten, indem sie mit Kollegen eine kleine Feier plant, sofern dies während Corona möglich ist. Planen und über die Einschränkungen diskutieren.

Schritt 3:

Nachdem die kleine Feier in etwa geplant ist, bezieht die Pflegekraft die Eltern/Elternteil telefonisch mit ein und spricht die Feier ab. Die Eltern/Das Elternteil unterstützt, wo sie/es kann.

Kommentar

Lernziele:

A/ 48 Gestaltung sozialer Kontakte am Arbeitsplatz: Um Rat fragen bzw. um Hilfe bitten und anderen Hinweise geben

V/ 37 Regularien am Arbeitsplatz: Unterweisungen zur Arbeitssicherheit, zum Gesundheitsschutz und zum Datenschutz verstehen

C/ 55+56+57 Realisierung von Gefühlen, Haltungen und Meinungen: Gefühle verbal ausdrücken + Wünsche, Sorgen und Nöte anderer verstehen und darauf angemessen eingehen + Vorschläge machen und begründen, auf Vorschläge anderer reagieren, argumentieren

mögliche Grammatikthemen:

Vorschläge im Konj II: Wir könnten,...; Wie wäre es, wenn wir ...; Sollten wir nicht lieber, ...

Diskussionsphrasen: Ich denke, dass... ; Besser wäre es aber, wenn...;

Kindgerechte Sprache: duzen; Schau mal, ...

möglicher Ablauf:

Im Schritt 1 sollte viel Wert auf den Umgang und die richtige Sprache mit Kindern Wert gelegt werden. Es wird natürlich geduzt. Das Kind ist noch recht jung, daher muss man die Situation einfach umschreiben und die Angst nehmen.

Der 2. Schritt könnte im Pausenraum stattfinden. Wenn Sie die Möglichkeit haben, die Küche oder den Pausenraum der Schule zu benutzten, tun Sie dies, da ein Raumwechsel nochmal ein neuer Lernfaktor ist.

Der dritte Schritt ist ein Telefongespräch mit einem oder beiden Elternteilen. Vielleicht können Sie auch ein echtes Zoom-Gespräch daraus machen.

Feste und Feiern: Szenario 3

Szenariotechnik

Situation: Seniorenheim

    Schritt 1: Pausenraum: Planung eines Ausflugs mit den Bewohnern

    Schritt 2: Bewohner mündlich informieren

    Schritt 3: Flyer erstellen

    Schritt 4: Angehörige telefonisch verständigen

    Schritt 5: E-Mail an Angehörige schreiben

zusätzliche Materialien:

keine

Rollen:

1 Pflegedienstleitung

mehrere Pflegefachkräfte/Kollegen

1 Sozialpädagoge

1 Bewohner

1 Angehöriger

Personenkarten

Pflegedienstleitung:

schon etwas älter, sehr erfahren, gestresst von dem Planungsaufwand jedes Jahr

mehrere Pflegekräfte:

verschiedene Altersstufen und Erfahrungen, verschieden motiviert

Sozialpädagoge:

Mitte 30, arbeitet schon einige Jahre hier, kennt die Bewohner, plant Ausflüge mit, übernimmt organisatorische Aufgaben

Bewohner:

lebt schon seit einigen Jahren im Seniorenheim, freut sich über Abwechslung, redet gerne

Angehöriger:

überrascht über den Anruf, besorgt, dass etwas vorgefallen ist, überfordert mit dem Angehörigen im Seniorenwohnheim, hat eigentlich keine Zeit und Lust sich zu kümmern

Schritte

Schritt 1:

Wie jedes Jahr wird ein Ausflug mit den Bewohnern des Seniorenwohnheims geplant. Diskutieren Sie über mögliche Ziele und warum Ihnen das eine gefällt oder warum nicht. Welche Probleme gab es letztes Jahr. Anwesend sind verschiedene Pflegekräfte, die Pflegedienstleitung und ein Sozialpädagoge

Schritt 2:

Eine Pflegekraft informiert einen Bewohner über den kommenden Ausflug. Sprechen Sie über den Termin, das Ausflugsziel, wie man dorthin kommt usw. Der Bewohner darf natürlich viele Fragen stellen.

Schritt 3:

Erstellen Sie einen Flyer/kleinen Infotext zum Ausflug. Vergessen Sie das Datum, Ort, Zeiten für Hin-und Rückfahrt, Beschreibung des Ziels und verschiedene Aktivitäten nicht.

Schritt 4:

Der Sozialpädagoge und/oder die Pflegedienstleitung informieren einen Angehörigen telefonisch über den Ausflug und dessen Inhalt.

Schritt 5:

Schreiben Sie eine E-Mail an die Angehörigen, die Sie nicht telefonisch erreicht haben und informieren Sie diese über den Ausflug und dessen Inhalt.

Kommentar

Lernziele:

IV/ 22+23+24 Arbeitsalltag: Außenkontakte: Anfragen entgegennehmen und beantworten + Auskünfte über Produkte/Verfahrensweisen/Arbeitsabläufe/Leistungen verstehen und erteilen + Angemessen auf eine verantwortliche Mitarbeiterin/einen verantwortlichen Mitarbeiter verweisen

B/ 52+54 Umgang mit Dissens und Konflikten: Konstruktiv Kritik üben + Konflikte zur Sprache bringen und zur Lösungsfindung beitragen

C/ 55+56+57 Realisierung von Gefühlen, Haltungen und Meinungen: Gefühle verbal ausdrücken + Wünsche, Sorgen und Nöte anderer verstehen und darauf angemessen eingehen + Vorschläge machen und begründen, auf Vorschläge anderer reagieren, argumentieren

mögliche Grammatikthemen:

Vorschläge im Konj II: Wir könnten,…; Wie wäre es, wenn wir …; Sollten wir nicht lieber, …

Diskussionsphrasen: Ich denke, dass… ; Besser wäre es aber, wenn…;

möglicher Ablauf:

Der erste Schritt ist wieder eine größere Gruppe, die miteinander plant und diskutiert. Hier können Sie Kleingruppen machen, Sie müssen nicht unbedingt Rollen zuteilen, können aber eine Pflegedienstleitung als Schlichter und Gesprächsmoderator benutzen.

Der TN sollte schon etwas besser sprechen können. Der nächste Schritt ist ein Dialog zwischen einer Pflegekraft und einem Bewohner. Beiden steht es relativ frei, wie sie reagieren. Schritt drei und fünf kann man als Hausaufgabe geben oder in Stillarbeit erledigen lassen.

Wenn Ihre TN fit sind und Ihnen ein Computerraum zur Verfügung steht, lassen Sie Ihre TN wirkliche Flyer erstellen oder sich untereinander E-Mails schreiben.

Wenn nicht, reichen ein Blatt Papier und ein Stift. Vielleicht lassen Sie noch ein Logo malen.

Schritt 4 ist ein Telefongespräch, also ein Dialog in Partnerarbeit. Sie können auch eine dritte Person zuhören und dann Feedback geben lassen.

Kultursensible Pflege

Kultursensible Pflege: Szenario 1

Szenariotechnik

Situation: Krankenhaus

    Schritt 1: Patientin beschwert sich über Pflegefachkraft 1 bei Pflegefachkraft 2

    Schritt 2: Pflegedienstleitung spricht mit Pflegefachkraft 1

    Schritt 3: Pausengespräch unter Kollegen

zusätzliche Materialien:

keine

Rollen:

1 Patientin

1 Pflegefachkraft

1 Pflegedienstleitung

mehrere Pflegefachkräfte

Personenkarten

Patientin:

Italienerin, 54 Jahre, hatte vorgestern eine OP, sehr aufgeregt und empört

Pflegefachkraft 1:

24 Jahre, nett und freundlich, arbeitet gerne hier, sehr bemüht, versteht die Aufregung nicht

Pflegefachkraft 2:

48 Jahre, ruhig und eher gemütlich/mütterlich (väterlich)

Pflegedienstleitung:

48 Jahre, schon viel erlebt, kennt auch Kulturprobleme, nimmt sich Zeit

Schritte

Schritt 1:

Eine Pflegefachkraft kommt zu einer Patientin. Diese fängt an sich fürchterlich über eine andere Fachkraft zu beschweren. Der Grund: Als sie zur OP gefahren wurde, wurde sie mit den Füßen voran gefahren. Die Pflegekraft versteht die Aufregung nicht. Die Patientin erklärt, in Italien werden nur die Toten mit den Füßen voran gefahren. Sie hat sich daher schlecht behandelt gefühlt und hatte große Angst vor der OP, da sie dies als schlechtes Omen gesehen hat.

Schritt 2:

Die Beschwerde kam auch der Pflegedienstleitung zu Ohren, die die betreffende Pflegekraft 1 zu einem Gespräch holt. Die Pflegedienstleitung kennt solche Probleme und erklärt der Pflegefachkraft den Hintergrund und mahnt zur Kultursensibilisierung.

Schritt 3:

Im Pausenraum wird über den Vorfall gesprochen und andere Kollegen erzählen von ihren Erfahrungen bzw. den Gegebenheiten in ihren Heimatländern, wenn möglich mit Nennung eines Grundes, z.B. Aberglaube.

Kommentar

Lernziele:

<u>III/ 16+17+18+20 Arbeitsalltag: innerbetriebliche Kommunikation</u>: Äußerungen zu Arbeitsabläufen und notwendigen Geräten/Arbeitsmitteln verstehen und selbst formulieren + In der Qualitätssicherung mitarbeiten + Auf Mängel und Sachverhalte aufmerksam machen und Verbesserungsvorschläge unterbreiten + An einem Mitarbeitergespräch teilnehmen bzw. ein Mitarbeitergespräch führen

<u>IV/ 29+30 Arbeitsalltag: Außenkontakte</u>: Mögliche Ursachen für ein Problem erläutern und die Problemerläuterungen anderer verstehen + Auf Fehler- oder Störungsmeldungen anderer angemessen reagieren und Hilfe anbieten

<u>A/ 47+48+49+50+51 Gestaltung sozialer Kontakte am Arbeitsplatz</u>: Sich vorstellen, die Vorstellung anderer verstehen und darauf reagieren, Small Talk führen + Um Rat fragen bzw. um Hilfe bitten und anderen Hinweise geben + Probleme benennen und mögliche Lösungen besprechen + Gespräche angemessen einleiten, sich konstruktiv daran beteiligen und sie abschließen + Bei unvollständigem Verstehen angemessen nachfragen bzw. um Erläuterung bitten

<u>B/ 52+53+54 Umgang mit Dissens und Konflikten</u>: Konstruktiv Kritik üben + Eigene Fehler angemessen zur Sprache bringen und sich entschuldigen + Konflikte zur Sprache bringen und zur Lösungsfindung beitragen

<u>C/ 55+56+57 Realisierung von Gefühlen, Haltungen und Meinungen</u>: Gefühle verbal ausdrücken + Wünsche, Sorgen und Nöte anderer verstehen und darauf angemessen eingehen + Vorschläge machen und begründen, auf Vorschläge anderer reagieren, argumentieren

mögliche Grammatikthemen:

sich beschweren, Kritik annehmen und beruhigen: Ausrufe, Imperative:

Das geht gar nicht! Ihre Kollegin ist das Letzte! ... Beruhigen Sie sich bitte! Das hat sie sicher nicht so gemeint. Das stimmt doch gar nicht! ... Kommen Sie mal bitte!

Nebensätze/Diskussion: Ich habe einmal erlebt, dass ..., Bei mir war das so, dass ..., Das kenne ich zwar nicht, aber ...

möglicher Ablauf:

Schritt 1 und 2 sind Dialoge, die entweder in Zweiergruppen oder mit Beobachter in Dreiergruppen eingeübt werden können. Am Ende kann dann jeweils eine Gruppe den Dialog vor der Klasse zeigen und die anderen Teilnehmer geben Feedback. Schritt 3 sollte dann in einer größeren Gruppe von mindestens 5 Leuten ausgeführt werden. Es wäre hilfreich, die Kulturerfahrungen zu sammeln und danach der Klasse vorzustellen. Hierfür sollte vorher ein Teilnehmer bestimmt werden, der zumindest stichpunktartig mitschreibt.

Schritt 3 könnte auch einfach mit der ganzen Klasse diskutiert werden und die Lehrkraft sammelt die Erfahrungen.

Kultursensible Pflege: Szenario 2

Szenariotechnik

Situation: Krankenhaus

    Schritt 1: Verwandte bringen Essen ins Krankenhaus: mit ihnen sprechen

    Schritt 2: Patient ist aufgebracht, beruhigen

    Schritt 3: Erfahrungsaustausch unter Kollegen

zusätzliche Materialien:

keine

Rollen:

1 Patientin

1 Pflegefachkraft

mehrere Verwandte

mehrere Pflegefachkräfte

Personenkarten

Patientin:

aus Spanien, 58 Jahre, Mutter und Großmutter, hatte vor 2 Tagen eine OP, etwas feuriges Temperament

Pflegefachkraft:

39 Jahre, resolut und durchsetzungsfähig

mehrere Verwandte:

Spanische Herkunft, leben aber schon eine Weile in Deutschland, dennoch traditionsbewusst, nicht sonderlich einsichtig und kulturbedingt etwas lauter

mehrere Pflegefachkräfte:

aus verschiedenen Ländern, verschiedene Erfahrungen

Schritte

Schritt 1:

Eine Pflegefachkraft kommt zu einer Patientin ins Zimmer, da es dort etwas laut ist. Sie findet mehrere Verwandte dort vor, die laut reden und lachen und so u.a. die Bettnachbarin stören. Außerdem braucht die Patientin selbst auch noch Ruhe. Zudem haben die Verwandten, wie es in ihrem Land üblich ist, Essen (z.B. Meeresfrüchte, scharfe Gewürze, ...) mitgebracht.

Dies ist nicht erlaubt, da die Patientin nach ihrer OP einer strengen Diät unterliegt. Erklären Sie dies der Verwandtschaft und sorgen Sie dafür, dass diese das Essen wieder mitnimmt, am besten gleich, da es stark riecht und bringen Sie die Leute dazu leiser zu sein und Rücksicht zu nehmen und das Zimmer spätestens um 20Uhr zu verlassen.

Schritt 2:

Nachdem die Verwandtschaft gegangen ist, ist die Patientin sehr aufgebracht und beschwert sich bei der Pflegefachkraft. Sie versteht nicht, warum „die Deutschen" so streng und paragrafenreiterisch sind. Ihre Familie liebt sie und das gehört sich so. Die Fachkraft erklärt der Patientin den Unterschied zwischen dem spanischen und dem deutschen Krankenhaussystem, u.a. den Job des Diätassistenten und die Tatsache, dass andere Leute nicht so viel Lärm vertragen, v.a. nicht im Krankenhaus.

Schritt 3:

Diskutieren Sie mit Kollegen aus anderen Ländern und tauschen Sie Erfahrungen aus, wie sich das Gesundheitssystem in anderen Ländern von Deutschland unterscheidet und zu welchen Problemen es hierbei kommen könnte. Erklären Sie die Aufgaben der Verwandtschaft bei einem Krankenhausaufenthalt in einem anderen Land.

Kommentar

Lernziele:

IV/ 29 Arbeitsalltag: Außenkontakte: Mögliche Ursachen für ein Problem erläutern und die Problemerläuterungen anderer verstehen

A/ 48+49+50+51 Gestaltung sozialer Kontakte am Arbeitsplatz: Um Rat fragen bzw. um Hilfe bitten und anderen Hinweise geben + Probleme benennen und mögliche Lösungen besprechen + Gespräche angemessen einleiten, sich konstruktiv daran beteiligen und sie abschließen + Bei unvollständigem Verstehen angemessen nachfragen bzw. um Erläuterung bitten

B/ 52+54 Umgang mit Dissens und Konflikten: Konstruktiv Kritik üben + Konflikte zur Sprache bringen und zur Lösungsfindung beitragen

C/ 55+56+57 Realisierung von Gefühlen, Haltungen und Meinungen: Gefühle verbal ausdrücken + Wünsche, Sorgen und Nöte anderer verstehen und darauf angemessen eingehen + Vorschläge machen und begründen, auf Vorschläge anderer reagieren, argumentieren

mögliche Grammatikthemen:

Imperative, Konjunktiv II, Modalverben:Nein, das geht gar nicht! Räumen Sie das Essen weg! Seien Sie leiser! Könnten Sie bitte …!

Erklärungen: weil, …; da, …; deshalb …;

Diskussion: Ich habe einmal erlebt, dass …, Bei mir war das so, dass …, Das kenne ich zwar nicht, aber … Bei uns ist das so, dass ...

möglicher Ablauf:

Hier ist es wichtig, vorher schon ein wenig über das Gesundheitssystem in Deutschland gesprochen zu haben, damit Unterschiede zwischen den Kulturen auffallen.

Auch die Rolle der Familie sollte bekannt sein. In Spanien und einigen anderen Ländern ist es durchaus üblich und normal, dass die Verwandtschaft dem Patienten Essen bringt.

Es geht sowohl um die eigentliche Versorgung mit Essen, die vom Krankenhaus nicht immer geleistet wird, als auch darum, dem Patienten zu zeigen, dass er nicht alleine ist und von der Familie respektiert und unterstützt wird. Nicht alle Länder haben krankenspezifisches Essen.

Auch das Temperament der Beteiligten darf gerne etwas überspitzt ausgedrückt werden, damit die Schüler lernen, sich durchzusetzen.

Schritt 3 kann im Plenum oder in Kleingruppen abgehalten werden. Schön wäre es, wenn jemand die Unterschiede mitschreiben würde. Der Lehrer kann diese sammeln und später in anderen Kursen wieder austeilen.

Urlaub und Vertretung

Urlaub: Szenario 1

Szenariotechnik

Situation: Krankenhaus/Seniorenwohnheim

    Schritt 1: schriftlich: um Urlaub bitten / Weihnachten

    Schritt 2: schriftlich: den Urlaub mit Begründung ablehnen

    Schritt 3: Teamtreffen Urlaubsplanung Weihnachten

zusätzliche Materialien:

evtl. Urlaubsantrag

Rollen:

1 Pflegefachkraft

(1 Personalleitung)

mehrere Pflegekräfte und Pflegedienstleitung/Teamleiter

Personenkarten

Pflegefachkraft:

33 Jahre, möchte zu Weihnachten ins Heimatland reisen, arbeitet erst zwei Jahre in der Einrichtung, keine Kinder, aber die Eltern sind schon etwas älter

Personalleitung:

gestresst, jedes Mal der gleiche Mist mit der Urlaubsplanung, versucht trotzdem ihr/sein Bestes

mehrere Pflegekräfte:

verschiedene Altersgruppen, mit und ohne Kinder, arbeiten alle schon länger hier

Pflegedienstleitung/Teamleiter:

mag Urlaubsplanungen gar nicht, da immer schlechte Atmosphäre unter Kollegen, versucht zu schlichten und Kompromisse zu finden

Schritte

Schritt 1:

Die Pflegekraft schreibt eine teilformelle Nachricht an die Personalleitung und bittet um Urlaub. Sie will ihre Eltern an Weihnachten im Heimatland besuchen. Die Eltern sind nicht mehr so fit.

Schritt 2:

Die Urlaubsanfrage der Pflegekraft wird schriftlich und formell von der Personalleitung mit der Begründung abgelehnt, dass andere Kollegen aufgrund ihrer Familienverhältnisse und langjähriger Mitarbeit Vorrang bekommen.

Schritt 3:

Teambesprechung zum Thema Urlaubsplanung an Weihnachten. Die Pflegefachkraft versucht ihren Urlaub trotzdem zu bekommen, vielleicht durch Schichttausch. Die anderen Kollegen wollen aber auch diese Tage frei haben. Die Stationsleitung versucht zu schlichten und Kompromisse zu finden bzw. ein Machtwort zu sprechen.

Kommentar

Lernziele:

III/ 11+19+20 Arbeitsalltag: innerbetriebliche Kommunikation: Dienst-, Vertretungs- und Urlaubspläne verstehen und sich darüber austauschen + Angemessen um Urlaub bitten, Urlaubsanträge, Krankmeldungen etc. ausfüllen + An einem Mitarbeitergespräch teilnehmen bzw. ein Mitarbeitergespräch führen

A/ 49+50+51 Gestaltung sozialer Kontakte am Arbeitsplatz: Probleme benennen und mögliche Lösungen besprechen + Gespräche angemessen einleiten, sich konstruktiv daran beteiligen und sie abschließen + Bei unvollständigem Verstehen angemessen nachfragen bzw. um Erläuterung bitten

B/ 52+54 Umgang mit Dissens und Konflikten: Konstruktiv Kritik üben + Konflikte zur Sprache bringen und zur Lösungsfindung beitragen

C/ 55+56+57 Realisierung von Gefühlen, Haltungen und Meinungen: Gefühle verbal ausdrücken + Wünsche, Sorgen und Nöte anderer verstehen und darauf angemessen eingehen + Vorschläge machen und begründen, auf Vorschläge anderer reagieren, argumentieren

mögliche Grammatikthemen:

halbformelle/formelle Briefe schreiben

Vorschläge machen, annehmen und ablehnen: Wäre es vielleicht möglich, dass..., Könnte jemand ...; Das geht gar nicht, weil...; Auf gar keinen Fall, da ...; Kommt gar nicht in die Tüte.

Diskussionsphrasen mit und ohne Konj II: Also, ich bin der Meinung, dass...

möglicher Ablauf:

Schritt 1 könnte man als Hausaufgabe aufgeben. In der nächsten Stunde wird die Anfrage als Schritt 2 an den Nachbarn weitergegeben und dieser muss dann eine Ablehnung verfassen.

Wenn Sie einen Urlaubsantrag haben, lassen Sie diesen benutzen, wenn nicht, reicht ein normales Blatt Papier.

Der 3. Schritt ist eine Gruppendiskussion von mindestens 5 Leuten. Lassen Sie diese miteinander diskutieren, es muss keine Einigung erzielt werden, es wäre aber natürlich schön, wenn man einen Kompromiss finden könnte. Die Teamleitung sollte ein TN sein, der sich schon etwas ausdrücken und durchsetzen kann.

Vertretung: Szenario 1

Szenariotechnik

Situation: Krankenhaus/Seniorenwohnheim

Schritt 1: Kollegen um Vertretung/Schichttausch bitten

Schritt 2: Stationsleitung über Änderung informieren

Schritt 3: dem Kollegen ein kleines Dankeschön überreichen

zusätzliche Materialien:

keine

Rollen:

1 Pflegefachkraft

1 Pflegefachkraft (Kollege)

1 Pflegedienstleitung

Personenkarten

Pflegefachkraft (Hauptperson):

35 Jahre, ein kleines Kind, Notfall in der Familie (z.B. Kind hat Fieber, niemand kann sich sonst kümmern), Frühschicht

Pflegefachkraft:

42 Jahre, beliebt, arbeitet nicht gerne Frühschicht

Pflegedienstleitung:

56 Jahre, möchte alle Details wissen, ist etwas unflexibel

Schritte

Schritt 1:

Die Pflegekraft hat einen kleinen Notfall in der Familie und möchte daher mit einem Kollegen ihre Schicht tauschen. Der Kollege ist davon nicht so begeistert, stimmt aber irgendwann zu.

Schritt 2:

Die Pflegekraft informiert die Pflegedienstleitung über den Schichttausch. Die Pflegedienstleitung ist davon nicht begeistert, da die Planänderung Arbeit bedeutet, befragt die Fachkraft aber ausführlich dazu und stimmt letztendlich zu.

Schritt 3:

Die Pflegefachkraft weiß, dass ihr Kollege, der die Schicht getauscht hat, nicht gerne Frühschicht arbeitet und bringt diesem daher ein kleines Geschenk als Dankeschön mit.

Überreichen Sie das Geschenk und erklären Sie, warum Sie es dem Kollegen geben. Der Kollege bedankt sich dafür.

Kommentar

Lernziele:
III/ 11+19+20 Arbeitsalltag: innerbetriebliche Kommunikation: Dienst-, Vertretungs- und Urlaubspläne verstehen und sich darüber austauschen + Angemessen um Urlaub bitten, Urlaubsanträge, Krankmeldungen etc. ausfüllen + An einem Mitarbeitergespräch teilnehmen bzw. ein Mitarbeitergespräch führen

A/ 48+49+50+51 Gestaltung sozialer Kontakte am Arbeitsplatz: Um Rat fragen bzw. um Hilfe bitten und anderen Hinweise geben + Probleme benennen und mögliche Lösungen besprechen + Gespräche angemessen einleiten, sich konstruktiv daran beteiligen und sie abschließen + Bei unvollständigem Verstehen angemessen nachfragen bzw. um Erläuterung bitten

C/ 55+56+57 Realisierung von Gefühlen, Haltungen und Meinungen: Gefühle verbal ausdrücken + Wünsche, Sorgen und Nöte anderer verstehen und darauf angemessen eingehen + Vorschläge machen und begründen, auf Vorschläge anderer reagieren, argumentieren

mögliche Grammatikthemen:
eine höfliche Bitte formulieren und begründen, je nach Level mit Modalverben und/oder Konj II: Kannst du bitte..., Könntest du...; Wäre es vielleicht möglich, dass..., weil...

sich bedanken und Dank annehmen – Floskeln: Wegen letztens wollte ich noch sagen...; Vielen lieben Dank für...; Das war doch nicht nötig. Das habe ich gerne gemacht. Keine Ursache.

möglicher Ablauf:

Alle Schritte sind Dialoge. Sie können 3er Gruppen bilden und die 3. Person schaut jeweils zu und gibt danach Feedback.

Danach lassen Sie die Personen rotieren oder Sie lassen z.B. immer die Hauptperson die Gruppe wechseln.

Wenn Sie es kompliziert machen wollen, lassen Sie die Hauptperson in die linke Gruppe gehen und die Pflegedienstleitung in die rechte Gruppe. Nur der Kollege bleibt.

Krankmeldung und Verabschiedungen

Krankmeldung: Szenario 1

Szenariotechnik

Situation: Krankenhaus/Seniorenwohnheim etc.

    Schritt 1: sich telefonisch krank melden

    Schritt 2: per WhatsApp Vertretung organisieren

    Schritt 3: telefonisch um einen Arzttermin bitten

zusätzliche Materialien:

evtl. Handys

Rollen:

1 Pflegefachkraft 1 (Hauptperson)

1 Stationsleitung

1 Pflegefachkraft 2 - Kollege

1 Arzthelferin

Szenario-Technik in der Pflege © Andrea Strunz

Personenkarten

Pflegefachkraft 1 (Hauptperson):

krank, leichtes Fieber, Husten und Schnupfen

Stationsleitung:

hasst es Vertretungen zu organisieren, immer im Stress, jammert gerne

Pflegefachkraft 2:

mit Pflegefachkraft 1 befreundet, mag keine Vertretungen besonders kein Frühschichten, hat ein Kind im Jugendalter zu Hause, alleinerziehend.

Arzthelferin:

19 Jahre, gut gelaunt

Schritte

Schritt 1:

Es ist Montagmorgen. Nach einem freien Wochenende fühlen Sie sich krank. Rufen Sie in der Arbeit an und melden Sie sich bei der Pflegedienstleitung krank. Die Pflegedienstleitung ist natürlich nicht begeistert, weil sie den Plan umstellen muss und nicht weiß, wo sie so schnell eine Vertretung für Sie herbekommen soll. Sie versprechen, eine Freundin zu fragen.

Schritt 2:

Schreiben Sie Ihrer/m Kollegen/in eine WhatsApp und bitten Sie ihn/sie, Sie zu vertreten. Ihr/e Freund/in antwortet und hat eigentlich gar keine Lust darauf. Schreiben Sie mehrfach hin und her.

Schritt 3:

Rufen Sie in der Arztpraxis an und machen Sie bei der Arzthelferin einen Termin aus.

Kommentar

Lernziele:

III/ 11+19+20 Arbeitsalltag: innerbetriebliche Kommunikation: Dienst-, Vertretungs- und Urlaubspläne verstehen und sich darüber austauschen + Angemessen um Urlaub bitten, Urlaubsanträge, Krankmeldungen etc. ausfüllen + An einem Mitarbeitergespräch teilnehmen bzw. ein Mitarbeitergespräch führen

IV/ 22 Arbeitsalltag: Außenkontakte: Anfragen entgegennehmen und beantworten

V/ 36+37 Regularien am Arbeitsplatz: Einen Arbeitsvertrag verstehen und Nachfragen stellen + Unterweisungen zur Arbeitssicherheit, zum Gesundheitsschutz und zum Datenschutz verstehen

A/ 48+49+50+51 Gestaltung sozialer Kontakte am Arbeitsplatz: Um Rat fragen bzw. um Hilfe bitten und anderen Hinweise geben + Probleme benennen und mögliche Lösungen besprechen + Gespräche angemessen einleiten, sich konstruktiv daran beteiligen und sie abschließen + Bei unvollständigem Verstehen angemessen nachfragen bzw. um Erläuterung bitten

C/ 55+56+57 Realisierung von Gefühlen, Haltungen und Meinungen: Gefühle verbal ausdrücken + Wünsche, Sorgen und Nöte anderer verstehen und darauf angemessen eingehen + Vorschläge machen und begründen, auf Vorschläge anderer reagieren, argumentieren

mögliche Grammatikthemen:

Telefongespräche führen

Erklärungen: Ich rufe an, weil …

(höfliche) Bitten mit Modalverben oder Konjunktiv II: Kannst du/Könnten Sie..., Ich weiß, du magst das nicht, aber könntest du vielleicht ..., Wäre es möglich, dass du/Sie...

möglicher Ablauf:

Dieses Szenario spielt sich hauptsächlich am Telefon ab. Schritt 2 soll Kurznachrichten einüben, vielleicht wollen sich Ihre Kursteilnehmer wirkliche Nachrichten über ihr Handy zu schicken. Manche Klassen haben eine eigene WhatsApp Gruppe.

Andernfalls lassen Sie die Nachrichten auf ein Blatt Papier schreiben, dass dem Nachbarn zur Beantwortung gegeben wird. Am Ende können Sie die Blätter einsammeln und die besten davon für den Rest der Klasse kopieren.

Wenn Sie nur mit telefonischen Gesprächen arbeiten möchten, können Sie die Pflegefachkraft ihre/n Kollegen/in auch anrufen lassen.

Verabschiedung: Szenario 1

Szenariotechnik

Situation: Seniorenwohnheim

Schritt 1: Kollegin geht in Mutterschutz, mit Kollegen Überraschung planen

Schritt 2: restliche Kollegen einweihen

Schritt 3: Bewohner auf Karte unterschreiben lassen

zusätzliche Materialien:

evtl. Glückwunschkarte/n

Rollen:

1 Pflegefachkraft 1 (Hauptperson)

1 Pflegefachkraft 2

mehrere Pflegefachkräfte

1 Bewohner

Personenkarten

Pflegefachkraft 1 (Hauptperson):

sehr kollegial und freundlich, sprudelt über vor Ideen, mag alle Menschen, immer gut gelaunt

Pflegefachkraft 2:

etwas müde, gerade mit der Schicht fertig, will nach Hause, fühlt sich aber verpflichtet, zu helfen

mehrere Pflegefachkräfte:

verschiedene Charaktere und Erfahrungen

Bewohner:

freut sich über jede Abwechslung, hat Enkelkinder, mag die Pflegefachkraft, die in Mutterschutz geht, plaudert gerne

Schritte

Schritt 1:

Eine Kollegin geht Ende der Woche in Mutterschutz. Sie möchten gerne eine kleine Überraschung planen und fragt eine andere Pflegekraft um Rat. Planen Sie ein bisschen, u.a. eine Glückwunschkarte auf denen die Bewohner unterschreiben sollen.

Schritt 2:

Berichten Sie in der Pause Ihren anderen Kollegen von Ihrem Vorhaben. Diese stellen Fragen und bringen eigene Ideen mit ein. Organisieren Sie.

Schritt 3:

Gehen Sie zu einem Bewohner und erklären Sie, dass Sie vorhaben, einer Kollegin, die in Mutterschutz geht, eine Karte mit Glückwünschen der Bewohner zu schenken. Der Bewohner freut sich darüber, stellt Fragen und erzählt ein bisschen aus seinem Leben. Dann schreibt der Bewohner einen Satz oder mehr in die Glückwunschkarte.

Kommentar

Lernziele:

A/ 48+49+50+51 Gestaltung sozialer Kontakte am Arbeitsplatz: Um Rat fragen bzw. um Hilfe bitten und anderen Hinweise geben + Probleme benennen und mögliche Lösungen besprechen + Gespräche angemessen einleiten, sich konstruktiv daran beteiligen und sie abschließen + Bei unvollständigem Verstehen angemessen nachfragen bzw. um Erläuterung bitten

C/ 55+56+57 Realisierung von Gefühlen, Haltungen und Meinungen: Gefühle verbal ausdrücken + Wünsche, Sorgen und Nöte anderer verstehen und darauf angemessen eingehen + Vorschläge machen und begründen, auf Vorschläge anderer reagieren, argumentieren

mögliche Grammatikthemen:

Glückwünsche schreiben: Alles Gute zu …. wünscht …
Ideen erklären + etwas planen mit Modalverben, Konj II: Also ich dachte mir, wir können/könnten…; Was hältst du davon, wenn wir …
(höfliche) Bitten mit Modalverben oder Konjunktiv II: Wären Sie so nett und würden …; Es wäre schön, wenn Sie … könnten.

möglicher Ablauf:

Hier können Sie die Möglichkeit nutzen und Glückwünsche zu verschiedenen Themen (Geburt, Hochzeit, Geburtstag, Weihnachten, Neujahr, Rente, Umzug) schreiben lassen. Wenn Sie möchten auch zum Thema Beileidsbezeugungen. Wenn Sie auf richtige Karten schreiben, macht es mehr Spaß.

Vielleicht haben Sie auch noch eigene alte Karten zu Hause, die Sie als Vorlage mitbringen können, damit Ihre Teilnehmer einmal richtige deutsche Karten sehen. Sie können Ihre TN auch selbst eine Karte gestalten lassen.

Bewerbung und Kündigung

Kündigung: Szenario 1

Szenariotechnik

Situation: Krankenhaus oder Seniorenheim

Schritt 1: schriftlich: Kündigung unter Angabe von Grund schreiben

Schritt 2: Gespräch mit Personalleiter oder Pflegedienstleitung, einen Deal aushandeln

Schritt 3: informelles Gespräch/Diskussion und Entscheidungsfindung mit Lebenspartner

zusätzliche Materialien:
keine

Rollen:
1 Pflegekraft

1 Personalleiter

1 Lebenspartner/in

Personenkarten

Pflegekraft:

41, genervt und überarbeitet, daher schnell wütend; Sie brauchen dringend eine Auszeit; Sie lieben Ihre/n Lebenspartner/in;

Personalleiter:

54, schon lange im Geschäft, leicht genervt, die Einrichtung ist knapp an Personal, Sie müssen das Personal halten oder die Einrichtung muss schließen, Sie verstehen die Situation, können aber nichts ändern, da das Geld knapp ist

Lebenspartner/in:

Sie lieben Ihren Partner; haben etwas Existenzangst, bemühen sich, ausgeglichen und mitfühlend zu sein

Schritte

Schritt 1:

Sie schreiben eine Kündigung, da Sie sich über eine sich wiederholende Situation sehr geärgert haben, z.B. zum wiederholten Male nicht den Urlaub bekommen, den Sie wollten, da andere Kollegen aufgrund ihrer Familienverhältnisse vorgezogen wurden.

Schritt 2:

Ihr Personalleiter lädt Sie zu einem klärenden Gespräch ein, indem er noch einmal mit Ihnen über die Kündigung reden will. Er versucht Sie zu halten und bietet Ihnen einen Deal an. Sie wollen noch einmal darüber schlafen.

Schritt 3:

Sprechen Sie mit Ihrem Partner zu Hause über die problematische Situation und den Deal. Entscheiden Sie gemeinsam, was Sie tun wollen.

Kommentar

Lernziele:

VII/ 46 Wechsel / Beendigung des Arbeitsverhältnisses: Ein Kündigungsschreiben verstehen, ein Kündigungsschreiben verfassen, einer Mitarbeiterin_einem Mitarbeiter kündigen

III/ 20 Arbeitsalltag: innerbetriebliche Kommunikation: An einem Mitarbeitergespräch teilnehmen bzw. ein Mitarbeitergespräch führen

B/ 54 Umgang mit Dissens und Konflikten: Konflikte zur Sprache bringen und zur Lösungsfindung beitragen

C/ 55+56+57 Realisierung von Gefühlen, Haltungen und Meinungen: Gefühle verbal ausdrücken + Wünsche, Sorgen und Nöte anderer verstehen und darauf angemessen eingehen + Vorschläge machen und begründen, auf Vorschläge anderer reagieren, argumentieren

mögliche Grammatikthemen:

Einen formellen/informellen Brief verfassen

Vorschläge machen mit Modalverben oder Konj II: Können wir nicht..., Sollen wir..., Wie wäre es, wenn ...

möglicher Ablauf:

TN schreiben z.B. als Hausaufgabe eine Kündigung, die am nächsten Tag besprochen wird. Der Dozent entscheidet, ob es eine formelle oder informelle Kündigung sein soll. Die TN führen Schritt 2 in einer Dreiergruppe mit einem Beobachter aus. Der Beobachter gibt Feedback. Lassen Sie die 3 TN rotieren, so dass jeder jede Rolle gespielt hat.

Schritt 3 kann wieder in Dreiergruppen ausgeführt werden. Am Ende lassen Sie die Klasse wissen, zu welchem Deal und welchem Ergebnis Ihre Gruppe tendiert und warum.

Bewerbung: Szenario 1

Szenariotechnik

Situation:

Schritt 1: schriftlich: Bewerbungsanschreiben verfassen

Schritt 2: Vorstellungsgespräch

Schritt 3: Führung durch neuen Arbeitsplatz + Fragen stellen

zusätzliche Materialien:

Stellenanzeige/n

Rollen:

1 Pflegekraft (Hauptperson)

1 Personalleiter

1 Pflegefachkraft

Personenkarten

Pflegekraft 1:

arbeitssuchend, neu in Deutschland, motiviert, Ausbildung und Arbeitserfahrung im Heimatland

Personalleiter:

Ende 30, freundlich

Pflegefachkraft 2:

Ende 40, erfahren, arbeitet neue Kollegen ein, freundlich und redet gerne

Schritte

Schritt 1:

Suchen Sie sich eine Stellenanzeige und verfassen Sie ein Bewerbungsanschreiben inklusive Adressen, Datum, Anrede etc. und Ihren Erfahrungen

Schritt 2:

Üben Sie ein Vorstellungsgespräch zwischen einem Personalleiter und einem Bewerber, inklusive Eintritt in das Zimmer, Begrüßung, Vorstellung, Erfahrung und Erwartungen.

Schritt 3:

Eine Pflegekraft führt den neuen Kollegen/in durch den Arbeitsplatz und erklärt die einzelnen Dinge. Der/die Bewerber/in stellt entsprechende Fragen zu Abläufen etc.

Kommentar

Lernziele:

I/ 3 + 5 + 6 Arbeitssuche und Bewerbung: Stellenanzeigen verstehen und ihnen Informationen entnehmen + Die eigenen Bewerbungsunterlagen zusammenstellen + In Bewerbungsgesprächen Angaben zur eigenen Person machen und Fragen zu Abschlüssen, Tätigkeiten und Erfahrungen verstehen und beantworten

II/ 7+8 Arbeitsantritt: Mit der_dem Vorgesetzten das Einstellungsgespräch führen + Einweisungen am ersten Arbeitstag erhalten

III/ 9 + 10 Arbeitsalltag: innerbetriebliche Kommunikation: Arbeitsaufträge verstehen und Verständnis signalisieren + Eigene und fremde Aufgaben nachvollziehen, Aufgabenverteilung und Übergaben besprechen, über Aufgaben berichten und erledigte Aufgaben dokumentieren.

A/ 47 + 48 + 50 + 51 Gestaltung sozialer Kontakte am Arbeitsplatz: Sich vorstellen, die Vorstellung anderer verstehen und darauf reagieren, Small Talk führen + Um Rat fragen bzw. um Hilfe bitten und anderen Hinweise geben + Gespräche angemessen einleiten, sich konstruktiv daran beteiligen und sie abschließen + Bei unvollständigem Verstehen angemessen nachfragen bzw. um Erläuterung bitten

mögliche Grammatikthemen:

formelles Bewerbungsanschreiben

Konj II im Vorstellungsgespräch

Fragen (je nach Level: normal, indirekt, Konj II)

möglicher Ablauf:

Schritt 1 kann als Hausaufgabe gegeben werden. Je nach Zeit kann man auch den Lebenslauf hinzufügen lassen. Vielleicht haben Sie die Möglichkeit z.B. einen Dozenten aus der Berufsorientierung bzw. dem Bewerbungstraining einzuladen.

Sie können auch Vorlagen und Musterbewerbungen aus dem Internet benutzen, z.B. von der Seite der Agentur für Arbeit.

Schritt 2 kann zuerst vor dem Plenum vorgespielt werden, die TN geben Feedback und versuchen sich dann selbst daran. Diskutieren Sie im Anschluss eventuelle Fragen oder Probleme.

Schritt 3 sollte wenn möglich im Partnergespräch im Stehen/Laufen durchgeführt werden, so dass der TN lernt, sich in verschiedenen Situationen zu artikulieren.

Lernzielkatalog

Ausschnitt aus dem Lernzielkatalog für die Spezialberufssprachkurse A2 und B1 und die Basisberufssprachkurse B2 und C1

vom Bundesamt für Migration und Flüchtlinge, dem Bundesamt für Arbeit und Soziales in Verbindung mit telc erstellt.

Für mehr Informationen bzw. eine detailliertere Darstellung, laden Sie sich bitte das Original herunter.

https://www.bamf.de/SharedDocs/Anlagen/DE/Integration/Berufsbezsprachf-ESF-BAMF/BSK-Konzepte/lernzielkatalog-spezial-und-basisberufssprachkurse.html?nn=282388

Übersicht Handlungsfelder und Groblernziele

I) Arbeitssuche und Bewerbung

1. Sich bei der Agentur für Arbeit anmelden und die erforderlichen Unterlagen einreichen
2. Beratungstermine wahrnehmen, Informationen zum Sozialversicherungssystem verstehen, Nachfragen stellen und Formulare ausfüllen
3. Stellenanzeigen verstehen und ihnen Informationen entnehmen
4. Nachrichten und Medienberichte über den lokalen, regionalen und nationalen Arbeitsmarkt verstehen und wiedergeben
5. Die eigenen Bewerbungsunterlagen zusammenstellen
6. In Bewerbungsgesprächen Angaben zur eigenen Person machen und Fragen zu Abschlüssen, Tätigkeiten und Erfahrungen verstehen und beantworten

II) Arbeitsantritt

7. Mit der_dem Vorgesetzten das Einstellungsgespräch führen
8. Einweisungen am ersten Arbeitstag erhalten

III) Arbeitsalltag: innerbetriebliche Kommunikation

9. Arbeitsaufträge verstehen und Verständnis signalisieren

10. Eigene und fremde Aufgaben nachvollziehen, Aufgabenverteilung und Übergaben besprechen, über Aufgaben berichten und erledigte Aufgaben dokumentieren.

11. Dienst-, Vertretungs- und Urlaubspläne verstehen und sich darüber austauschen

12. Bedienung und Funktionsweise eines Geräts/einer Maschine erfragen und entsprechende Erklärungen verstehen

13. Bei Bedienungsschwierigkeiten um Rat fragen bzw. anderen behilflich sein

14. Ein Gerät/eine Maschine präsentieren/vorstellen und entsprechende Erfahrungsberichte verstehen

15. Materialien, Arbeitsgeräte, Werkzeuge, Formulare, Schilder, Gegenstände, Hilfsmittel, Produkte und den eigenen Arbeitsplatz beschreiben sowie entsprechende Beschreibungen verstehen

16. Äußerungen zu Arbeitsabläufen und notwendigen Geräten/Arbeitsmitteln verstehen und selbst formulieren

17. In der Qualitätssicherung mitarbeiten

18. Auf Mängel und Sachverhalte aufmerksam machen und Verbesserungsvorschläge unterbreiten

19. Angemessen um Urlaub bitten, Urlaubsanträge, Krankmeldungen etc. ausfüllen

20. An einem Mitarbeitergespräch teilnehmen bzw. ein Mitarbeitergespräch führen

21. Ankündigungen für Betriebsfeiern, -versammlungen, -ausflüge etc. verstehen und eigene Einladungen aussprechen

IV) Arbeitsalltag: Außenkontakte

22. Anfragen entgegennehmen und beantworten

23. Auskünfte über Produkte/Verfahrensweisen/Arbeitsabläufe/Leistungen verstehen und erteilen

24. Angemessen auf eine verantwortliche Mitarbeiterin/einen verantwortlichen Mitarbeiter verweisen

25. Materialbestände dokumentieren und an entsprechende Stellen kommunizieren

26. Bestellungen vorbereiten, systematisieren und aufgeben

27. Materialien entgegennehmen, quittieren und mit Bestellungen abgleichen

28. Fehlende oder fehlerhafte Ware registrieren und bei der zuständigen Stelle reklamieren

29. Mögliche Ursachen für ein Problem erläutern und die Problemerläuterungen anderer verstehen

30. Auf Fehler- oder Störungsmeldungen anderer angemessen reagieren und Hilfe anbieten

31. Lautsprecherdurchsagen verstehen

32. Die eigene Institution/die eigene Einrichtung/den eigenen Betrieb/das eigene Unternehmen etc. vorstellen

33. Eine adressatenbezogene Präsentation zu einem Fachthema halten, die bspw. Unternehmensprodukte oder die Ergebnisse der eigenen Arbeit beinhaltet.

34. Spezielle Fragen zu einem Produkt, einem Verfahren oder einer Leistung beantworten und selbst stellen

35. Vor- und Nachteile in einem Kundengespräch erläutern und die eigene Vorgehensweise begründen

V) Regularien am Arbeitsplatz

36. Einen Arbeitsvertrag verstehen und Nachfragen stellen

37. Unterweisungen zur Arbeitssicherheit, zum Gesundheitsschutz und zum Datenschutz verstehen

38. Regelungen und Informationen, Ratgebertexte, Beratungen zum Arbeitsrecht verstehen

39. Kann Anträge stellen, amtliche Bescheide verstehen, ggf. Widerspruch einlegen

VI) Berufliche Aus-, Fort- und Weiterbildung

40. Informationsmaterialien zu Aus-, Fort- und Weiterbildungsmöglichkeiten in Deutschland vor dem Hintergrund eigener beruflicher und privater Ziele verstehen und sich über sie austauschen

41. Im Beratungsgespräch Angaben zu eigenen bisherigen Abschlüssen und zum beruflichen Werdegang machen sowie die eigenen Qualifikationen,

42. Kompetenzen und Ziele/Wünsche darstellen

43. Beratungsinhalte verstehen und vor dem Hintergrund eigener Vorhaben gezielt nachfragen

44. Allgemein verfügbare Informationen aus verschiedenen Quellen entnehmen und für sich und andere nutzbar machen

45. Informationen erfragen und weitergeben

VII) Wechsel / Beendigung des Arbeitsverhältnisses

46. Ein Kündigungsschreiben verstehen, ein Kündigungsschreiben verfassen, einer Mitarbeiterin_einem Mitarbeiter kündigen

A) Gestaltung sozialer Kontakte am Arbeitsplatz

47. Sich vorstellen, die Vorstellung anderer verstehen und darauf reagieren, Small Talk führen

48. Um Rat fragen bzw. um Hilfe bitten und anderen Hinweise geben

49. Probleme benennen und mögliche Lösungen besprechen

50. Gespräche angemessen einleiten, sich konstruktiv daran beteiligen und sie abschließen

51. Bei unvollständigem Verstehen angemessen nachfragen bzw. um Erläuterung bitten

B) Umgang mit Dissens und Konflikten

52. Konstruktiv Kritik üben

53. Eigene Fehler angemessen zur Sprache bringen und sich entschuldigen

54. Konflikte zur Sprache bringen und zur Lösungsfindung beitragen

C) Realisierung von Gefühlen, Haltungen und Meinungen

55. Gefühle verbal ausdrücken

56. Wünsche, Sorgen und Nöte anderer verstehen und darauf angemessen eingehen

57. Vorschläge machen und begründen, auf Vorschläge anderer reagieren, argumentieren

D) Austausch von Informationen

58. Personenbezogene Angaben machen

59. Termine vereinbaren

60. ein Telefongespräch führen, an einer Videokonferenz teilnehmen, Voicemailnachrichten verstehen und mit Sprachdialogsystemen telefonieren

Andere Bücher

von

Andrea Strunz

Deutsche Grammatik einfach erklärt A1-B1

Albanisch

Arabisch

Chinesisch

Deutsch

Englisch

Französisch

Griechisch

Italienisch

Japanisch

Kroatisch

Persisch

Portugiesisch

Rumänisch

Russisch

Spanische

Thai

Tschechisch

Türkisch

Urdu

Deutsche Grammatik einfach erklärt B1 Plus – B2

Deutsche Grammatik einfach erklärt Übungsbuch

Deutsche Grammatik einfach erklärt
Kombibuch: Grammatik + Übungsbuch
Arabisch
Englisch

Deutsche Vokabeln Level A1
Deutsch
Englisch

Deutsche Vokabeln Level A2
Deutsch
Englisch

www.ingramcontent.com/pod-product-compliance
Lightning Source LLC
Chambersburg PA
CBHW062354220526
45472CB00008B/1797